나는 멋지게 자라고 있어

당당하고 자유롭게 이야기하는 사춘기와 성

나는 멋지게 자라고 있어
당당하고 자유롭게 이야기하는 사춘기와 성

1판 1쇄 발행 2025년 7월 25일

글 이충민 | 그림 무디
펴낸곳 머핀북 | 펴낸이 송미경 | 편집 skyo0616 | 디자인 최혜영
출판등록 제2022-000122호 | 주소 서울특별시 마포구 신촌로2길 19 304호
전화 070-7788-8810 | 팩스 0504-223-4733 | 전자우편 muffinbook@naver.com
인스타그램 muffinbook2022 | 블로그 blog.naver.com/muffinbook

©이충민, 무디 2025

ISBN 979-11-93798-24-9 73510

책값은 뒤표지에 있습니다.
잘못된 책은 구입하신 서점에서 바꾸어 드립니다.
이 책은 저작권법에 따라 보호받는 저작물이므로 무단 전재와 복제를 금합니다.
이 책의 내용을 이용하려면 반드시 저작권자와 머핀북의 동의를 받아야 합니다.

어린이제품 안전특별법에 의한 기타표시사항
제품명 도서 | 제조자명 머핀북 | 제조국명 한국 | 사용연령 8세 이상
KC마크는 이 제품이 공통안전기준에 적합하였음을 의미합니다.

나는 멋지게 자라고 있어
당당하고 자유롭게 이야기하는 사춘기와 성

글 이충민 | 그림 무디

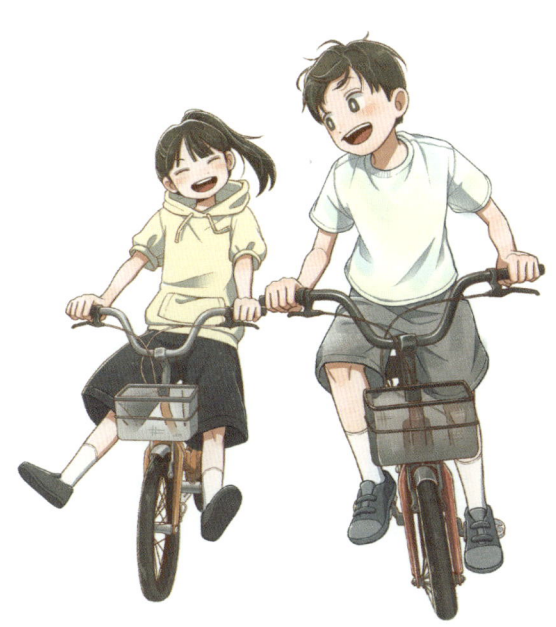

머핀북

✦ **작가의 말**

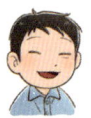 ## 여러분은 지금 멋지게 성장하고 있어요

"내가 지금 제대로 하고 있나?"
"왜 나는 다른 친구들보다 죄다 뒤처지는 것 같지?"
"나는 대체 누구일까?"

가끔 이런 답답한 마음이 든다고요? 너무 걱정하지 마세요. 이런 고민을 한다는 건, 지금 여러분은 잘 자라고 있고 '진짜 나'를 찾고 있다는 뜻이거든요.

지금 여러분은 인생의 봄과 같은 사춘기를 지나고 있어요. 어린이에서 어른으로 넘어가는 이 시기에는 몸과 마음에 많은 변화가 일어나지요. 그래서 때로는 자신이 낯설게 느껴지고 짜증이 나거나 속상할 때도 많을 거예요. 그러나 사춘기는 '나'를 알아 가고, 스스로를 이해하는 법을 배우는 시간이에요. 변화가 두려울 수 있지만 그 또한 자연스러운 과정입니다. 이 변화를 긍정적으로 받아들이면 마음이 한결 편해질 거예요.

 사춘기에 접어들면 생각보다 많은 친구들이 자신을 다른 사람과 비교하면서 위축되기도 하고, 필요 이상으로 자신을 낮게 여기기도 해요. 하지만 성장의 속도는 사람마다 다릅니다. 남과 비교하기보다는 지금의 나를 이해하고 내 속도로 걸어가는 것이 훨씬 중요해요. 그렇게 천천히 걷다 보면 어느새 여러분이 도달해야 할 곳에 가 있을 거예요. 그리고 그곳에서 여러분은 훨씬 단단해진 자신을 만나게 될 것입니다.

 이 시기에는 부모님과의 관계도 어려워질 수 있어요. 괜찮아요. 매우 자연스러운 일이에요. 여러분의 몸속에서는 이미 '독립'이라는 신호를 보내고 있어요. 혼자서 해 보고 싶고, 간섭받기 싫은 마음이 드는 게 당연하답니다. 반면 부모님은 여러분이 시행착오를 겪지 않길 바라서 도와주려는 거예요. 그러니 그 또한 부모님이 자식에 대한 사랑을 표현하는 방식이라고 이해하면 좋겠어요.

사춘기에는 감정이 자주 변하고 쉽게 흔들려요. 사소한 말에 상처받고, 하고 싶은 걸 제지당하면 속상하지요. 하지만 이 모든 경험은 여러분이 '독립적인 나'로 자라나기 위한 준비 과정이에요. 만약 여러분이 이 변화와 고민 때문에 혼란스럽다면 "괜찮아. 그 또한 성장의 증거야."라고 응원해 주고 싶어요.

그러니 사춘기에는 여러 가지 시도를 해 보세요. 감정의 실수도 괜찮고, 거절당하는 것도 괜찮아요. 용기 있는 도전은 여러분을 더 멋진 사람으로 성장시켜 줄 거예요.

물론 평가받는 것이 두렵고 싫을 수 있어요. 하지만 평가도 성장의 일부예요. 나에 대한 평가가 항상 정확하진 않지만, 이를 통해 나를 더 잘 알게 되고 한 걸음 더 나아갈 수 있어요. 중요한 것은 평가의 점수가 아니라 그 과정에서 얻는 배움이랍니다.

천천히, 나답게 변화해 가면서 답을 찾아보세요. 혼란스럽고 불안하더라도 너무 걱정하지 말고요. 여러분은 오늘도 멋지게 자라고 있으니까요.

(사)푸른아우성 대표
이충민

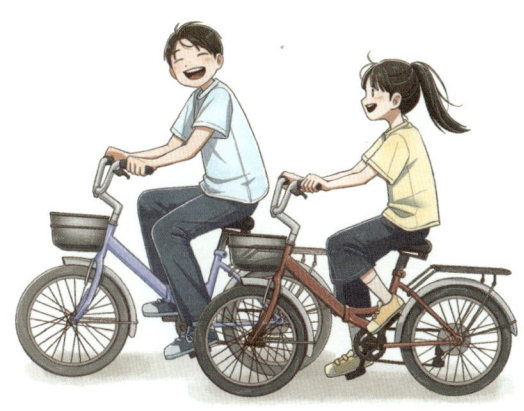

✦ 차례

작가의 말 4

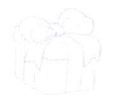

1장 변화의 시작

01 뚱뚱하고 못생긴 내가 싫어요 10
외모 | 콤플렉스 | 여드름 | 다이어트

02 가슴이 작아서 창피해요 18
여성의 가슴 발달 | 테너 단계 | 브래지어 착용법

03 저는 모든 게 다 작아요 26
키 | 성기 크기 | 바디 이미지 | 비교와 차이

04 속옷에 이상한 게 묻었어요 32
냉 분비물 | 초경 신호 | 생리의 원리

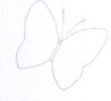

05 생리하는 게 정말 싫어요 40
생리대 사용법 | 생리통 대처법 | 월경 전 증후군

06 처음 몽정했는데 너무 부끄러워요 48
몽정 | 유정 | 발기

07 포경 수술을 꼭 해야 하나요? 56
남자 성기 | 포경 수술

2장 마음도 성장 중

08 부모님 잔소리가 짜증 나요 62
나다움 | 정체성 탐색기 | 전두엽 | 호르몬

09 친구한테 서운해서 손절했어요 68
진정한 친구 | 교우 관계 | 우정 | 상호 존중

10 좋아하는 마음을 고백하고 싶어요 74
연애 | 고백 | 거절과 동의

11 연애를 시작했어요 80
데이트 | 이성 교제 | 안전 이별

12 여자 친구랑 뽀뽀하고 싶어요 86
뽀뽀 | 포옹 | 스킨십 동의

13 자꾸 야한 생각이 나요 92
성 충동 | 성적 욕구 | 성적 변화

14 자위를 하니 죄책감이 들어요 98
자위 | 자위에 대한 편견 | No 죄책감

15 선생님이 여자만 배려해요 104
성평등 | 양성평등 | 차이와 차별 | 배려와 존중

16 친구와 너무 친해서 오해를 받아요 110
성 소수자 | 차이에 대한 인정과 존중

3장 나는 내가 지켜

17 우연히 야동을 봤어요 114
음란물 | 불법 촬영물 | 성적 대상화

18 팬픽과 웹소설도 음란물이에요? 120
팬픽 | 웹소설 | 19금 웹툰 | 미디어 리터러시

19 채팅으로 만난 오빠가 몸 사진을 보내래요 126
오픈 채팅 | 온라인 그루밍 | 몸캠피싱

20 친구가 내 얼굴을 합성해 단톡방에 올렸어요 132
허위 영상 | 딥페이크 | 디지털 성범죄

21 실수로 부딪혔는데 성추행범이 되었어요 138
성추행 | 성희롱 | 예방과 대처

22 친척 오빠가 나를 만졌어요 144
성폭력 | 성폭행 | 예방과 대처

추천사 150

도움이 되는 기관 153

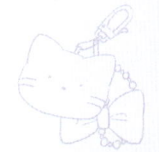
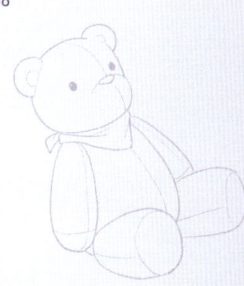

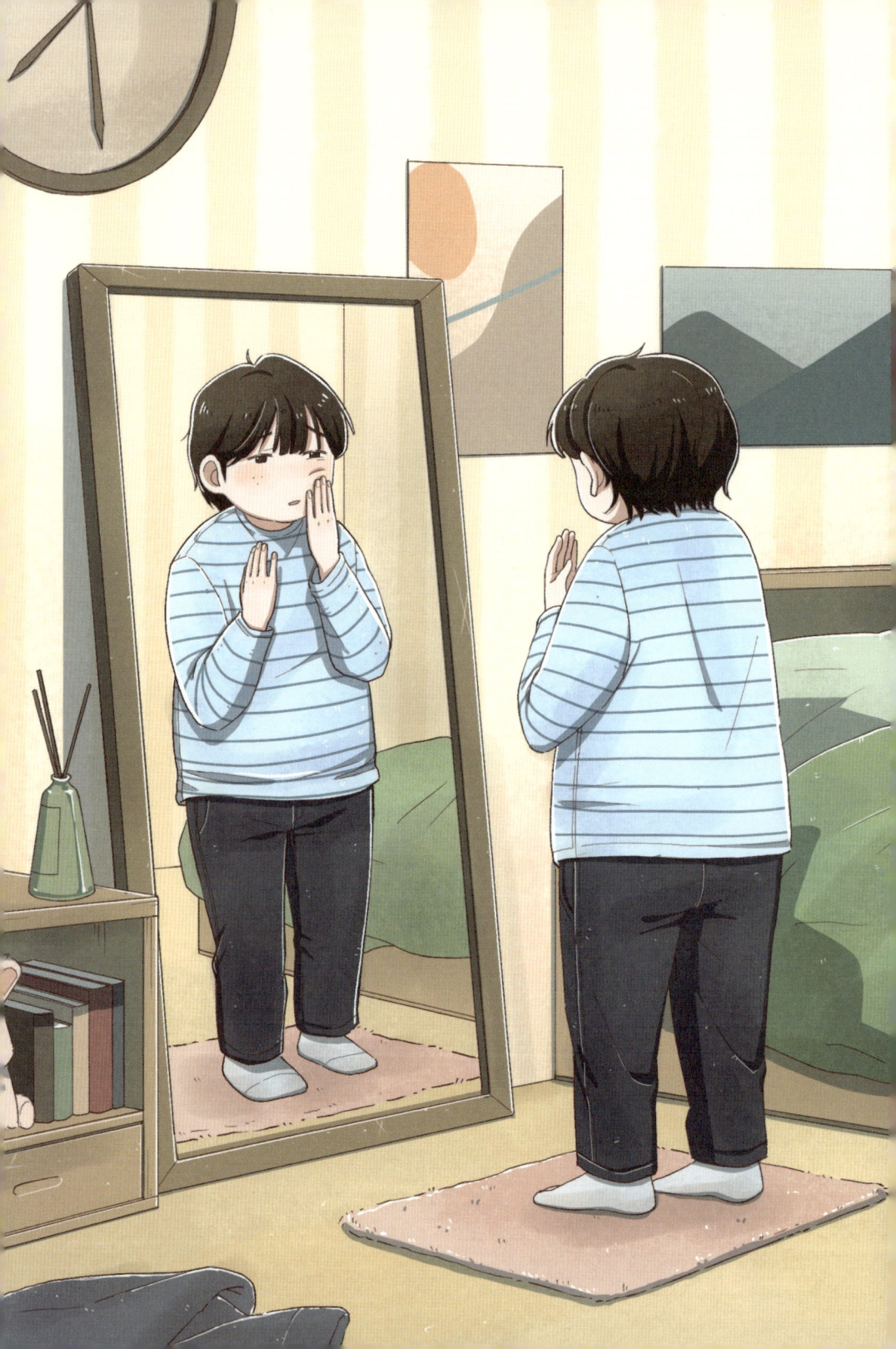

01 뚱뚱하고 못생긴 내가 싫어요

요즘 거울을 보면 예전과 달라진 내 모습이 싫어요. 여드름도 많이 나고 몸이 점점 이상하게 변하는 것 같아요. 우리 반 친구들은 다 예쁘고 멋있어 보이는데, 저는 자꾸만 뚱뚱해지고 더 못생겨져요. 왜 저만 이상하게 변하는 걸까요?

`외모` `콤플렉스` `여드름` `다이어트`

✨ 가장 멋진 몸은 '건강한 몸'

거울을 보거나 옷을 입을 때, 뭔가 바뀐 내 모습에 불만이 생길 때가 있어요. 친구들이 장난처럼 놀리는 말이 자꾸 떠오르면서 "나는 왜 이렇게 못생겼지?", "왜 이렇게 뚱뚱할까?" 하는 생각에 마음이 괴로워지기도 하죠.

그런데 한번 생각해 볼 것이 있어요. '예쁘다'는 건 어떤 의미일까요? 우리는 텔레비전, SNS 등 다양한 미디어를 통해 자신도 모르는 사이 날씬한 몸, 큰 키, 뚜렷한 눈·코·입을 '멋있다'고 받아들이게 됩니다. 그래서 그 모습을 기준 삼아 자신을 평가하고 외모에 불만을 느끼게 돼요. 이런 비교 평가는 자존감을 떨어뜨리고 낙심하게 만들죠. 그래서 어떤 친구들은 아이돌 가수처럼 날씬해지려고 밥을 적게 먹거나 무리한 다이어트를 하기도 해요. 하지만 정말 그게 옳은 걸까요?

세상에는 정말 다양한 몸이 있어요. 키가 큰 사람, 키가 작은 사람, 통통한 사람, 마른 사람, 근육이 많은 사람, 쌍꺼풀이 진한 사람. 이렇게 다른 몸은 저마다의 멋과 아름다움을 가지고 있어요. '예쁜 모습'은 하나만 있는 게 아니에요. 미디어가 보여 주는 모습이 전부가 아니랍니다. 우리에게 가장 멋진 몸은, 바로 건강한 몸이에요! 잘 먹고, 잘 자고, 잘 움직이는 몸이 제일 멋진 몸이랍니다.

 무엇보다 여러분은 지금 이 순간에도 계속 변화하고 있어요. 지금의 모습은 단지 오늘의 얼굴, 오늘의 키일 뿐이에요. 지금 겪는 변화는 평생 지속되는 것이 아니라, 성장 중에 나타나는 일시적인 모습일 뿐입니다. 그러니 누군가 정해 놓은 외모의 기준에 상처받기보다는 내 몸이 변화하

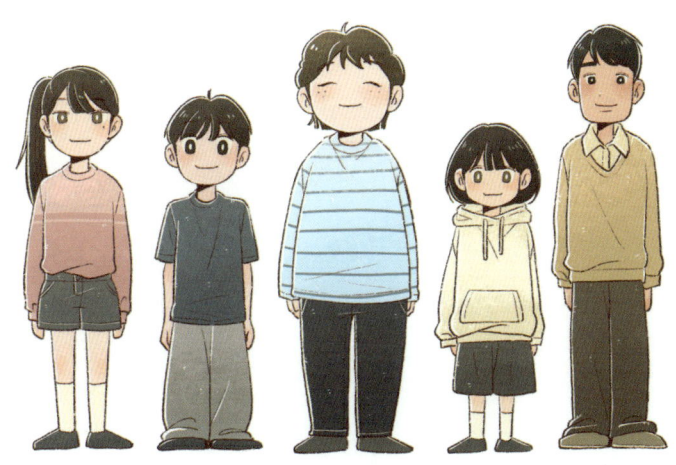

고 있다는 사실을 긍정적으로 받아들이는 것이 중요해요.

 그리고 여드름은 사춘기 때 분비되는 호르몬 때문이에요. 이 시기를 잘 관리하면 시간이 지나며 점점 좋아져요. 몸의 성장이 마무리되면 지금 걱정하는 많은 것들이 자연스럽게 해결되고, 새로운 내 모습에 조금씩 익숙해질 거예요. 지금은 꽃이 피기 전의 꽃봉오리와 같은 시기입니다. 흔들리는 시기를 조금만 기다리면 여러분만의 매력이 천천히, 아름답게 피어날 거예요.

여드름 관리법

✦ **깨끗이 세수하기** 순한 비누로 얼굴을 깨끗이 씻어 피지 찌꺼기를 제거해요. 피부를 청결하게 유지하는 것이 제일 중요해요.

✦ **여드름 짜지 않기** 여드름을 짜면 상처가 나고 흉터도 생길 수 있어요. 그냥 두면 자연스럽게 좋아지기도 해요.

✦ **기름진 음식 적게 먹기** 기름진 음식은 여드름을 더 심하게 만들어요. 과일이나 채소 위주로 먹고 물을 많이 마셔요.

무리한 다이어트는 위험해요

획일화된 외모 기준 때문에 많은 친구들이 날씬한 몸매를 갖고 싶어 해요. 그래서 어떤 친구들은 또래 평균보다 몸무게가 적게 나가는데도 살을 빼겠다며 먹고 싶은 것을 꾹 참으며 굶는 경우가 있어요. 하지만 무작정 굶는 것은 옳은 방법이 아닙니다. 예전 몸무게로 금방 돌아가는 데다, 영양 불균형으로 성장을 방해하거든요. 또 지나친 다이어트는 섭식 장애를 일으키기도 해요. 이는 변비, 복통, 무기력증, 저혈압 등 많은 문제를 일으켜요. 그러니 날씬한 몸이 되겠다고 자신의 건강을 망치는 행동은 하지 말아야겠지요? 단, 정말 살을 빼야 할 정도로 많이 뚱뚱하다면 과식을 줄이고 규칙적인 운동을 하세요. 건강을 유지하기 위한 올바른 다이어트는 건강은 물론 자신감도 되찾아 줄 거예요.

***살찌는 것이 두려워 음식을 거부하거나 먹은 뒤 억지로 토해 내는 '거식증', 자제력을 잃고 한꺼번에 많이 먹는 '폭식증'이 바로 섭식 장애예요.

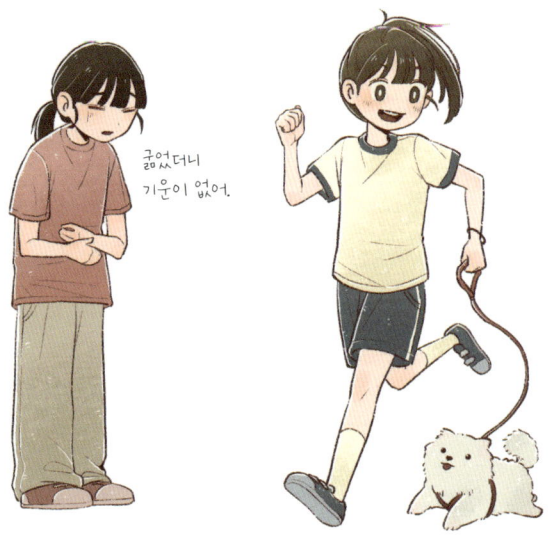

✨ 외모가 아닌 내면을 가꾸세요

　그런데 외모만 멋지면 모든 사람들이 다 나를 좋아할까요? 절대 그렇지 않아요. 정말로 사람을 빛나게 하는 건 외모가 아니라 그 사람의 마음과 행동이랍니다. 주변을 돌아보세요. 친절한 사람은 자연스럽게 빛이 납니다. 어디서나 인정받고 칭찬받죠. 자신감을 가진 사람은 당당하고 멋져 보입니다. 웃음을 주는 친구는 어떤가요? 같이 있는 시간이 즐거워서 함께 오래 있고 싶어지지요.

따라서 외모에 집착하는 마음을 내려놓고 내면을 가꾸는 데 힘쓰면서 나만의 매력을 찾아보세요. 친절한 웃음, 바른 생각, 따뜻한 심성이 여러분을 특별하게 만들어 줄 거예요. '아름답다'의 어원은 여러 가설이 존재하는데, 그중 '아름답다'를 '나답다'라는 뜻으로 보는 가설도 있어요. 즉, 나만의 고유한 매력을 보여 줄 때 아름다운 것이랍니다.

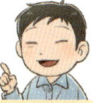

나답게 멋지게! 사춘기 가이드

'나는 왜 이렇게 못생겼지? 나는 왜 뚱뚱하지?' 이런 생각이 든다면 이 말을 나를 사랑하는 다짐으로 바꿔 주문처럼 말해 보세요. 생각과 말을 바꾸면 여러분의 가치도 달라질 거예요.

- 나는 지금 성장하는 중이야!
- 나는 나만의 매력이 있어!
- 진짜 아름다움은 건강한 몸에서 나와!
- 나는 있는 그대로 멋져! 나라서 멋진 거야!
- 몸무게 숫자가 나의 가치를 결정하는 건 아니야.

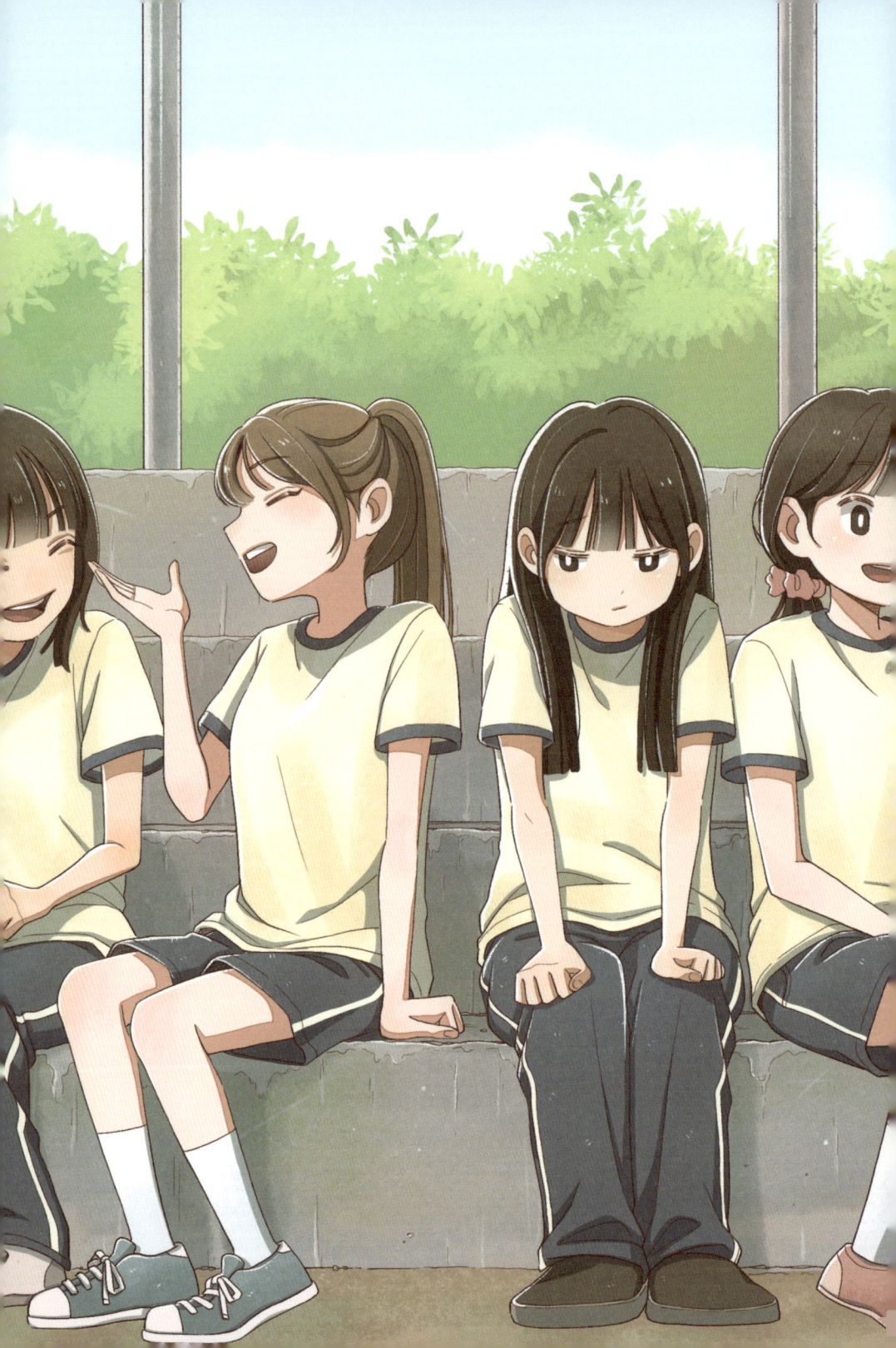

02 가슴이 작아서 창피해요

제 가슴이 친구들보다 작은 것 같아서 걱정이에요. 친구들은 다 브래지어를 하는데 저는 굳이 브래지어를 하지 않아도 될 정도예요. 가슴이 더 이상 안 크면 어떡하죠? 저는 가슴이 작은 게 창피해요.

`여성의 가슴 발달`　`테너 단계`　`브래지어 착용법`

가슴 크기는 사람마다 달라요

가슴 크기 때문에 고민이군요. 그런데 여성의 가슴은 사람마다 모양과 크기가 달라요. 가슴의 높이, 유두(젖꼭지)의 모양과 색깔도 다양하지요. 얼굴이 저마다 다른 것처럼 가슴도 제각기 고유한 특징이 있어요.

사춘기에 들어서면 여성은 가슴이 본격적으로 자라는데, 나에게 가장 알맞은 시기와 속도는 우리 몸이 가장 잘 알고 있어요. 따라서 가슴이 작다고 친구들과 비교하거나 창피해할 필요 없어요. 그보단 내 몸이 어떤 발달 단계에 있는지 아는 것이 훨씬 중요해요.

영국의 소아과 의사 제임스 테너는 사춘기 청소년의 성장과 발달 척도를 개발했는데, 이를 '테너 단계'라고 부릅니다. 이 척도는 가슴, 생식기 등의 변화를 기준으로 성장 단계를 나눈 거예요. 하지만 이 척도는

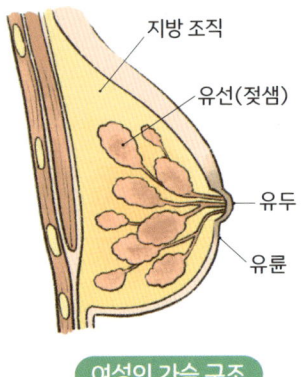

여성의 가슴 구조

게임 미션처럼 달성해야 할 목표가 아니에요. 지금 내가 어떤 발달 시기에 있는지 알아보는 자료로만 활용하세요.

테너 단계 : 여성의 가슴 발달

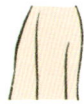
1단계 아동기, 사춘기 이전
가슴 전체 모양이 나오지 않고, 유두만 나와요.

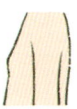
2단계 평균 12세 (범위: 10~13세)
젖멍울(가슴의 단단한 덩어리)이 생기고,
유두 주변의 유륜 지름이 넓어져요.

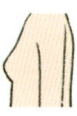
3단계 평균 13세 (범위: 11~15세)
가슴과 유륜이 점점 커지고,
서서히 가슴이 나오기 시작해요.

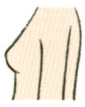
4단계 평균 14세 (범위: 11~16세)
유두가 더 발달하여 유륜과 확실히 구분돼요.

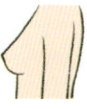
5단계 성숙기 (16세 이상)
성인과 비슷한 크기와 모양이 돼요.

가슴 발달은 존중받아야 할 중요한 변화

한편 어떤 친구들은 가슴이 커지는 게 불편하다고 느껴요. 체육 시간에 줄넘기를 할 때 남자아이들이 흘깃거려서 부끄럽고 기분이 나빴다는 친구들도 있죠. 하지만 가슴이 자라는 건 부끄러운 일이 아니에요. 누구나 겪는 자연스러운 변화로 존중받아야 해요. 만약 누군가 이런 변화를 놀리거나 불편하게 한다면, 그건 잘못된 행동이에요. 장난처럼 해서도 안 되고, 듣는 사람의 마음에 큰 상처를 남길 수 있거든요.

그런데 여성의 가슴은 왜 자라는 것일까요? 사춘기에는 우리 몸이 어른이 되었을 때 아기를 낳을 수 있는 준비를 시작해요. 남자는 정자를 만들고, 여자는 아기를 키울 수 있는 자궁과 가슴이 발달하지요. 특히 가슴은 아기에게 꼭 필요한 젖을 만드는 아주 중요한 일을 해요. 가슴 안에는 '유관'이라는 작은 길이 있어서 이 길을 통해 젖이 움직이고, 그 주변에 지방이 생기면서 가슴이 봉긋해지는 거예요. 아기를 낳고 키우는 것은 어른이 되어서 스스로 결정할 일이지만, 사춘기에 그 준비를 우리 몸이 천천히 시작하는 것이지요. 그러니까 가슴의 크기에 집착하고 걱정하기보다는 가슴이 잘 발달하고 있는지 살피는 게 훨씬 중요하답니다.

브래지어 선택 시 고려할 점

갑자기 브래지어를 입으려고 하면 좀 귀찮게 느껴질 수 있어요. 끈이 보이거나 몸을 조이는 느낌이 싫을 수도 있지요. 이처럼 처음에는 불편하고 어색할 수 있지만, 브래지어는 가슴을 편하게 받쳐 주고 보호해 주는 속옷이에요. 가슴이 자라기 시작할 때 더 편하고 자신감 있게 활동할 수 있도록 도와주지요. 브래지어 착용은 내 몸이 필요하다고 느낄 때 천천히 시작해도 괜찮아요.

사실 과거 우리나라에서는 건강이나 기능보다 가슴 모양이 드러나는 걸 가려야 한다고 생각해서 브래지어를 입는 경우가 많았어요. 그러나 지금은 브래지어 착용을 강요

다양한 브래지어

브래지어는 여러 가지 종류가 있어요. 입었을 때 편하고 몸에 부드럽게 잘 맞는 디자인을 고르는 것이 중요해요.

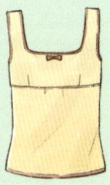

러닝형 브래지어 처음 브래지어를 착용할 때 입으면 좋아요. 러닝셔츠처럼 생겼는데 가슴 부분에 얇은 패드가 덧대어 있어서 운동할 때 가슴이 아프지 않도록 잡아 주고 땀도 잘 흡수해요.

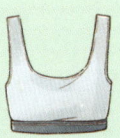

스포츠 브래지어 러닝형 브래지어보다 좀 더 탄탄하게 가슴을 감싸 줘요. 몸을 많이 움직여도 가슴이 흔들리지 않게 잘 잡아 주지요. 뒤에 후크가 없고 밑부분에 밴드가 있어서 입고 벗기도 쉬워요.

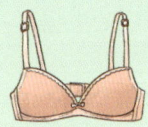

일반 브래지어 가슴이 계속 자라서 스포츠 브래지어만으로는 부족하다고 느낄 때 와이어와 후크가 있는 일반 브래지어를 선택할 수 있어요. 몸에 너무 꽉 끼는 것은 피하는 게 좋아요.

하지 않아요. 브래지어는 다른 사람을 위해 입는 것이 아니라 많이 움직일 때 가슴이 덜 아프게 하려고, 내 몸을 좀 더 편하게 해 주려고 입는 속옷이에요. 그래서 브래지어를 선택할 때는 가슴의 모양을 예쁘게 드러내는 패션의 기능을 따지기보다 편안함과 건강을 모두 챙길 수 있도록 내 몸에 잘 맞는 브래지어를 골라야 해요. 나한테 맞지 않는 속옷은 당연히 불편하고 가슴 모양도 변할 수 있어요. 엄마나 가까운 어른에게 함께 골라 달라고 부탁해서 내가 편안하게 느끼는 제품을 찾아 입어 보세요.

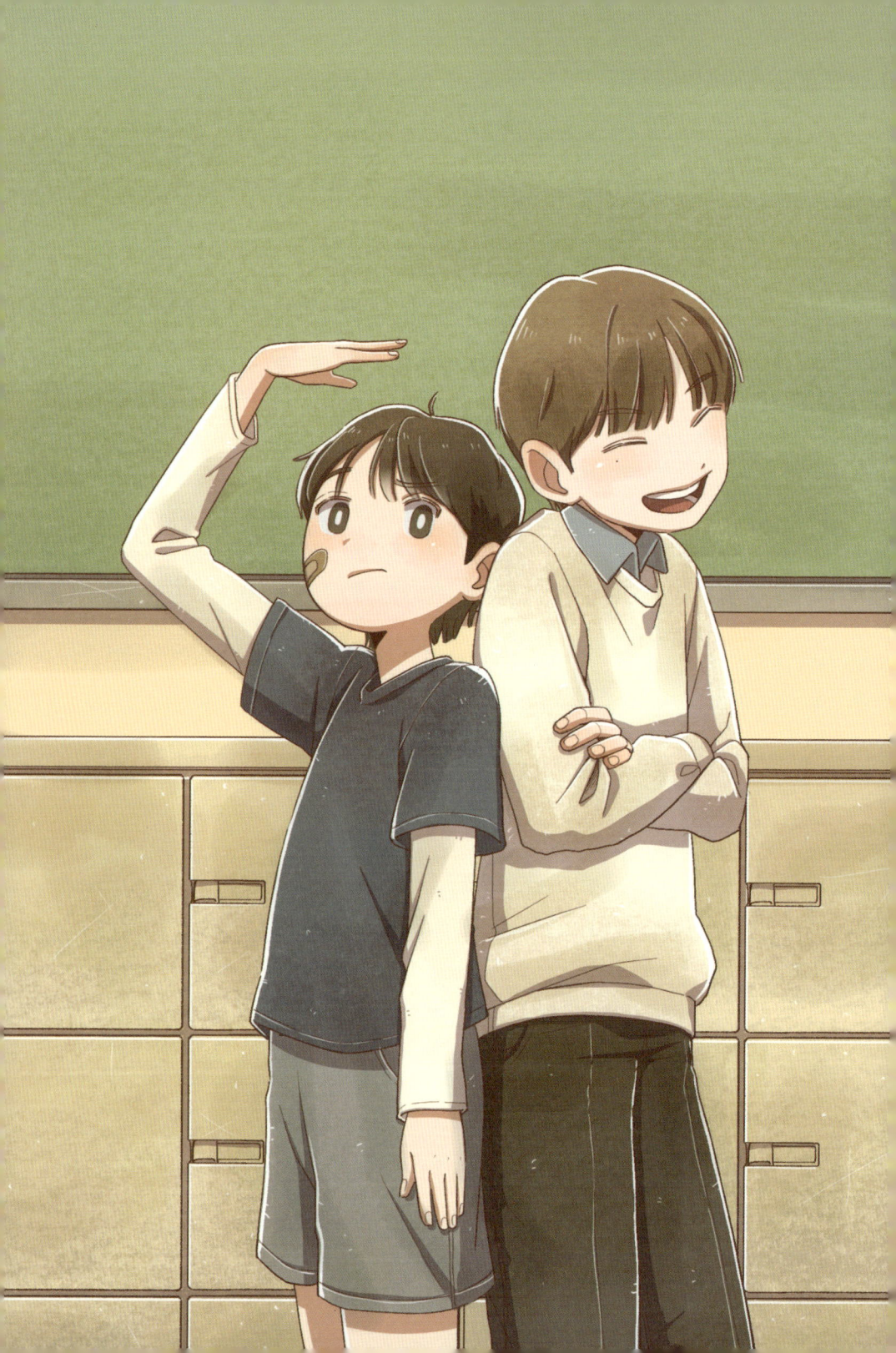

03 저는 모든 게 다 작아요

저는 키도 작고, 어깨도 좁고, 손발도 작아요. 방학 동안 친구들은 키가 많이 컸는데, 저는 거의 그대로예요. 그래서 괜히 뒤처진 기분이 들어요. 같이 화장실에 가는 것도 불편해요. 친구들은 성기가 큰데 저는 유독 작거든요. 친구들이 저를 빤히 쳐다보는 것 같고, 혹시 놀릴까 봐 신경 쓰여요.

(키)　(성기 크기)　(바디 이미지)　(비교와 차이)

✨ 다른 사람과 비교하지 말아요

사춘기 남자아이들은 특히 키에 민감하지요. 하지만 사람마다 크는 속도가 달라요. 언제, 어떻게 클지는 아무도 모른답니다. 키는 부모님의 영향을 어느 정도 받긴 해요. 그러나 부모님이 키가 작다고 해서 나도 작을 거란 법은 없어요. 유전 말고도 생활 습관이나 환경이 성장에 많은 영향을 주거든요. 따라서 키에 대해 조급해하거나 기대만 잔뜩 갖기보다 건강한 성장을 도와주는 습관을 키우는 게 중요해요. 밤 늦게까지 핸드폰을 하지 않고, 잠을 충분히 자고, 운동도 열심히 하고, 몸에 좋은 음식을 골고루 먹는다면 분명 잘 자랄 거예요. 그리고 여러분은 아직 자라는 중이라는 사실! 지금의 키에 속상해하지 말아요.

✨ 성기의 크기는 중요하지 않아요

친구들과 화장실에 같이 가거나 샤워를 하게 되면 자연스럽게 서로의 성기를 비교하게 돼요. 어떤 친구는 인터넷에서 성기의 크기 정보를 검색해 보기도 하지요. 비뇨의학과에서 발표한 자료에 따르면 남성의 성기, '음경'의 평균 크기는 발기 전에는 약 7센티미터, 발기 후에는 약 11센티미터라고 해요. 그러나 이 수치는 어른의 평균이고, 아직 자라는 중인 어린이·청소년의 성기 크기는 평균을 내기 어렵답니다. 그러니까 인터넷에 떠도는 정보나 주변 이야기에 휘둘려서 실망할 필요 없어요.

  남성의 생식기가 완성되는 시기는 보통 만 18세 이후예요. 즉, 성기도 키처럼 자라는 과정에 있으니 어릴 때부터 크기를 걱정하지 않아도 돼요. 설령 남들보다 작다고 해도 성기의 크기는 모든 성 문제로 이어지지 않는답니다.

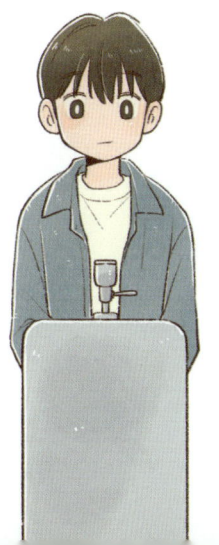
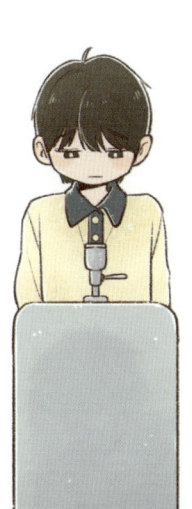
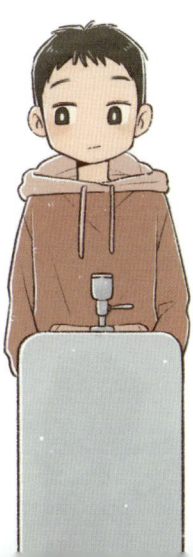

성별 고정 관념에서 자유로워지기

　남자는 키도 크고 성기도 커야 한다고 생각하는 것은 '성별 고정 관념'에서 생겨난 것이라고 할 수 있어요. '성별 고정 관념'은 남자니까 이래야 하고, 여자니까 저래야 한다는 고정된 생각이에요. 예를 들면 "남자는 힘이 세야 해.", "남자는 울면 안 돼." 같은 말들이지요. 이러한 생각은 아직도 우리 사회 곳곳에 깊이 뿌리 내리고 있는데, 마치 당연한 것처럼 다른 사람에게 이러한 생각이나 행동을 강요해선 안 돼요. 왜냐하면 이 고정 관념 때문에 하고 싶은 걸 못 하거나 눈치를 보게 될 수 있으니까요.

　실제로 꽤 많은 남자들이 성기가 클수록 멋지고 남자답다고 여기는데 전혀 사실이 아니에요. 크기는 정말로 중요하지 않답니다.

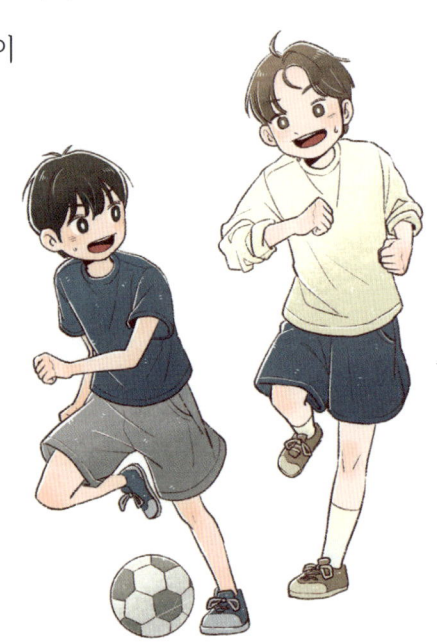

그러니 '남자니까', '여자니까' 같은 딱딱한 틀은 훌훌 날려 버리고, 세상을 더 넓고 다양하게 바라보는 연습을 해 보세요. 고정 관념에 얽매이기보다는 내가 진짜 좋아하는 것을 하면서 나답게 살아가는 것이 훨씬 멋진 삶이에요.

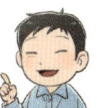

나답게 멋지게! 사춘기 가이드

겉모습보다는 나에 대한 자신감 키우기

텔레비전이나 SNS를 보다 보면 근육질의 몸이 정답인 것처럼 느껴질 때가 많아요. 하지만 그 기준은 모든 사람에게 꼭 맞는 건 아니에요. 또 기준이 끊임없이 바뀌기도 하지요.

세상에는 다양한 모습과 매력이 존재하고, 사람마다 좋아하는 스타일도 달라요. 그러니까 나만의 건강한 생각과 나에 대한 자신감을 키우는 게 더 중요하답니다. 내 몸을 있는 그대로 사랑하고 소중히 여기면, 다른 사람들도 나를 그렇게 대해 줄 거예요.

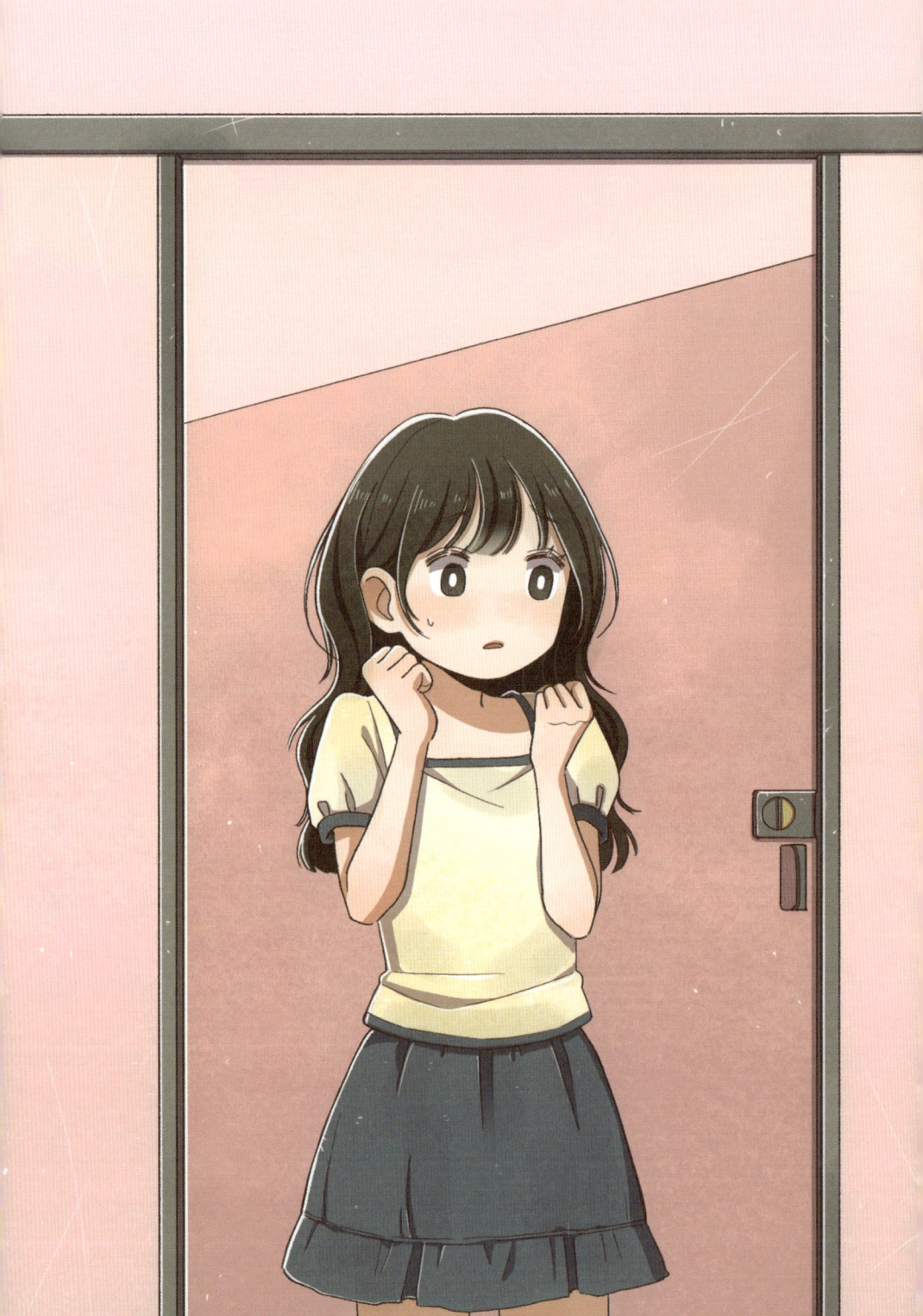

04 속옷에 이상한 게 묻었어요

자고 일어났더니 팬티에 끈적한 무언가가 묻어 있었어요. 요즘 팬티에 누렇고 투명한 액체가 자주 묻어서 고민스러워요. 이게 대체 뭐예요? 혹시 저, 어디 아픈 건 아닐까요?

`냉 분비물` `초경 신호` `생리의 원리`

냉은 몸이 건강하게 작동하고 있다는 신호

여자아이들은 사춘기가 되면 생식기(질) 안에서 '냉'이라는 액체가 나와요. 눈에서 눈물이 나고, 더우면 땀이 나는 것처럼요. 냉은 여성의 몸을 깨끗하게 하고 보호해 주는 역할을 해요. 생식기 안쪽을 촉촉하게 유지하고, 나쁜 균이 들어오지 못하게 막아 주지요. 즉, 냉이 나온다는 것은 우리 몸이 건강하게 잘 작동하고 있다는 좋은 신호예요. 따라서 걱정하기보다는 내 몸을 잘 이해하고 받아들이는 연습을 하는 것이 중요해요.

냉은 투명하거나 하얗고, 물처럼 묽거나 약간 끈적해요. 만약 냉이 이상하게 느껴지면 혼자 고민하지 말고 엄마나 보건 선생님에게 알리고 병원에 가는 것이 좋아요. 특히 다음 항목에서 2개 이상 해당될 경우 질염이 생겼을 수 있어요.

- 색깔이 노란색, 초록색, 회색으로 이상해 보여요.
- 평소와 다르게 안 좋은 냄새가 나요. (톡 쏘는 냄새)
- 생식기가 가렵거나 소변 볼 때 따가워요.

✦ 냉에 피가 섞여 있어요.

✦ 냉에서 거품이 나요.

✦ 평소보다 냉의 양이 많아요.

냉이 생기면 이렇게 하세요!

✦ 매일 깨끗한 속옷으로 갈아입기
✦ 속옷은 통풍이 잘되는 면 재질로 입기
✦ 냉이 자주 묻으면 팬티라이너(얇은 생리대) 쓰기

냉이 나오면 초경을 준비하세요

냉은 곧 초경(첫 생리)이 시작될 거라는 의미이기도 해요. 보통 초경이 시작되기 6개월에서 1~2년 전부터 나타나기 시작하거든요. 그러니까 이때부터 생리를 조금씩 공부하여 미리 준비해 두면 좋겠지요? 생리대 사용법과 구입 방법을 익히고, 나에게 잘 맞는 생리대를 찾아보는 것도 중요해요.

　그런데 여자는 왜 생리를 하는 걸까요? 여자는 나중에 아기를 가질 수 있는 몸으로 태어나는데, 생리를 시작하면 생명을 만들 준비가 시작된 것이랍니다. 여자 몸속에는 '자궁'이라는 기관이 있어요. 자궁은 아기가 자라는 아늑한 방 같은 곳으로, 자궁 옆에는 작은 주머니처럼 생긴 '난소'라는 기관이 있지요. 이곳에서 한 달에 한 번씩 '난자'라는 작은 알을 보내 줘요. 이 난자가 남자 몸에서 나오는 '정자'를 만나면 아기가 될 준비를 시작하지요. 이걸 '임신'이라고 해요. 하지만 난자가 정자를 만나지 못하면 자궁 안에 아기를 위해 준비해 뒀던 영양분과 피가 필요 없어져요. 그래서 그걸 몸 밖으로 내보내는데, 이것이 생리예요!

　생리가 끝나면 몸은 다시 새로운 난자를 만들고 자궁도 다시 한번 아기 맞을 준비를 해요. 이런 일이 한 달에 한 번씩 반복되기 때문에 '월경'이라고 부르기도 해요. ('월'은 한 달, '경'은 피가 흐른다는 뜻이에요.)

　여자는 평생 동안 400~500번 정도 생리를 해요. 처음엔 생리가 낯설고 불편할 수 있지만, 우리 몸이 건강하게 잘 자라고 있다는 뜻이니 긍정적으로 받아들이면 좋겠어요.

생리의 원리

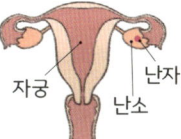

① 난소 안의 난자가 성숙해요.

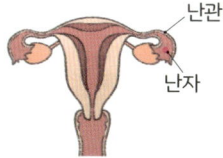

② 난자가 난소에서 나와 난관으로 들어가요. (배란)

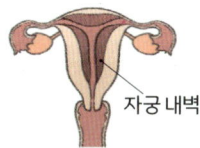

③ 난자가 자궁으로 향하고 자궁 내벽이 두꺼워져요. 자궁 내벽은 아기가 되는 수정란을 보호하기 위해 영양분이 많아지고 부드러워져요.

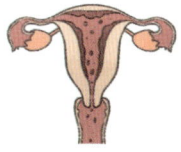

④ 아기가 생기지 않으면 자궁 속 혈액과 영양분이 밖으로 빠져나와요. 이것이 생리예요.

산부인과와 친해지기

사춘기에는 우리 몸이 빠르게 자라기 때문에 내가 건강하게 잘 크고 있는지 확인해 보는 것도 중요해요. 그럴 때는 성장기 종합 검진을 받아 보는 것이 좋아요. 특히 생식기는 겉으로 보기 어렵고, 날마다 환경이 조금씩 달라지기 때문에 산부인과 전문의에게 진료를 받는 것이 좋아요.

그런데 '산부인과'라고 하면, 마치 아기를 낳는 어른들만 가는 곳처럼 느껴질 수 있어요. 하지만 산부인과는 여성의 몸 건강을 돌보는 곳이에요. 그래서 요즘에는 '여성전문병원'이라고 부르기도 해요. 그러나 아직은 혼자 가기 어렵고 망설여질 수 있는 곳이니, 부모님이나 믿을 수 있는 어른에게 말씀드려 함께 가면 돼요. 내 몸을 잘 지키기 위해서는 때로는 용기를 내어 말해 보는 것이 정말 중요해요. 우리 몸이 "이런 게 이상해요!" 하고 신호를 보내는데, 그냥 지나치면 안 되겠죠?

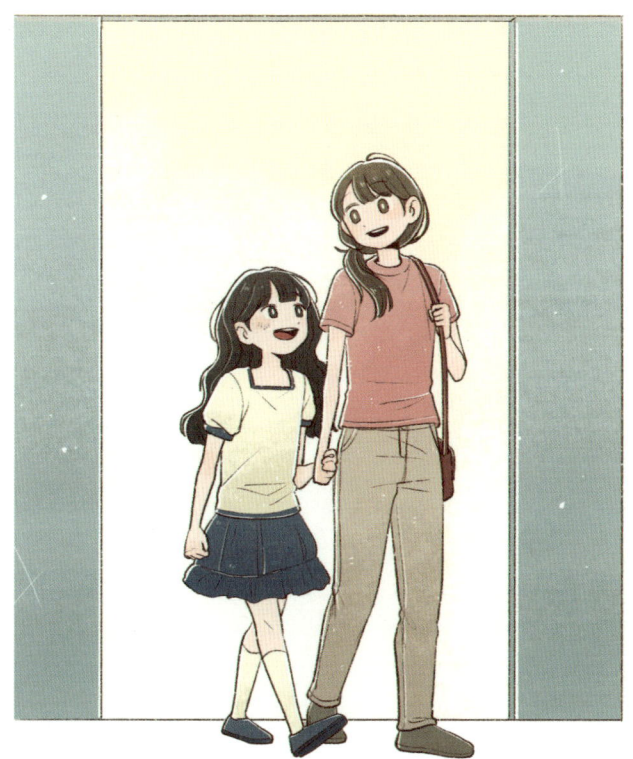

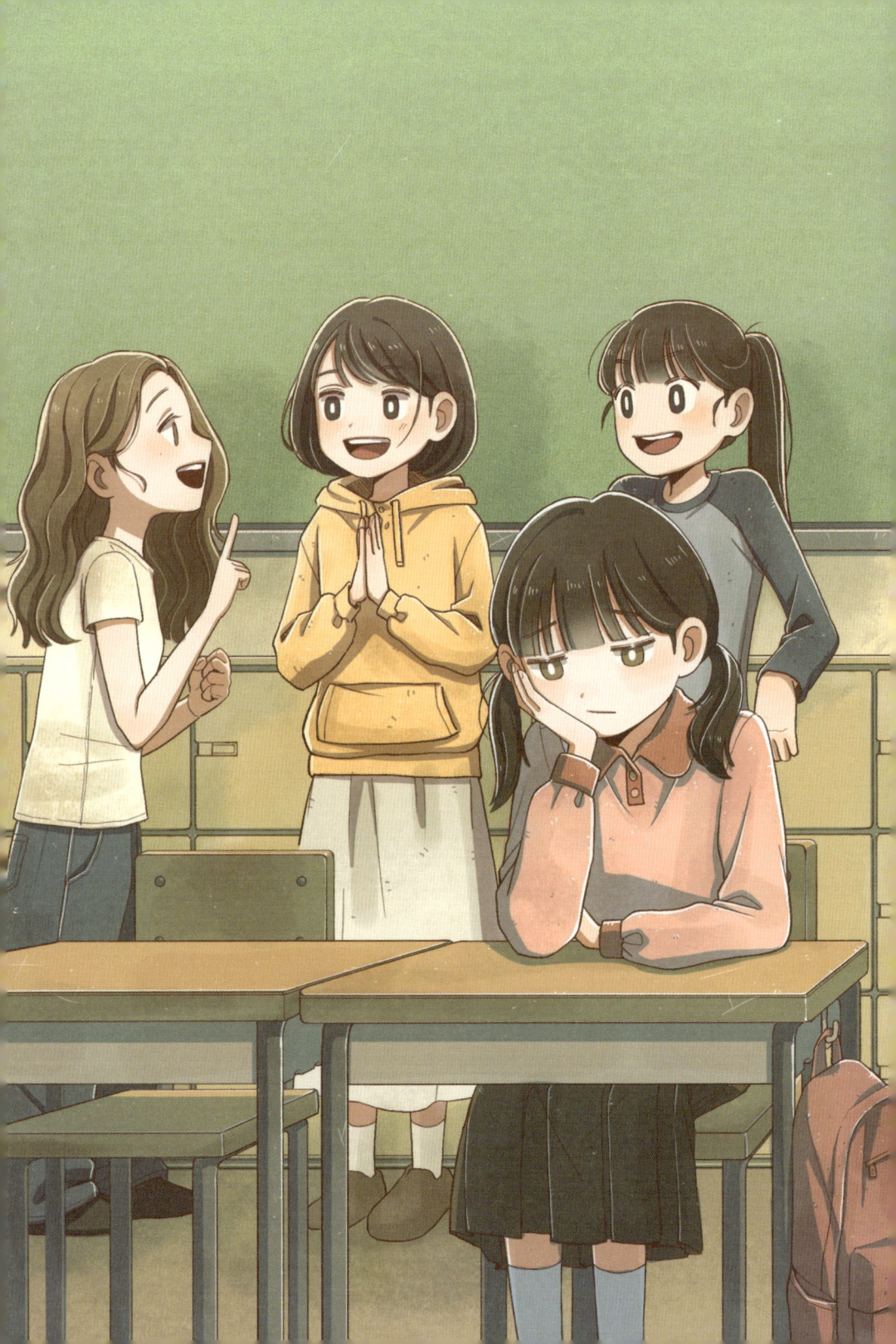

05 생리하는 게 정말 싫어요

친구들과 내일 수영장에 가기로 했는데, 하필 오늘 생리를 시작해서 저만 못 가게 되었어요. 진짜 짜증 나요. 게다가 생리를 하면 배가 너무 아파서 아무것도 못 하겠어요. 이럴 땐 여자인 게 싫어요. 생리통은 나을 수 없는 건가요?

`생리대 사용법` `생리통 대처법` `월경 전 증후군`

나의 몸과 상황에 맞는 생리대 사용하기

매월 생리일을 정확히 예측하기는 어려워요. 그래서 수영처럼 몸의 컨디션이 중요한 일정과 겹치면 속상하고, 배까지 아프면 이래저래 마음이 더 힘들지요. 그래서 어떤 친구들은 생리 날짜를 미루기 위해 피임약을 먹기도 해요. 피임약을 먹는 것이 그리 나쁘진 않지만, 약을 복용한다고 해서 생리일이 무조건 미뤄지는 것은 아니에요. 약이기 때문에 부작용이 생길 수도 있고요. 초등학생 시기에는 생리 주기가 불규칙한 경우가 많으니, 부모님과 함께 병원에 가서 상담을 받은 뒤 신중하게 선택하면 좋겠어요.

다른 선택지는, 수영할 때도 사용할 수 있는 생리대를 고르는 거예요. 바로 몸속에 넣는 탐폰과 생리컵인데, 처음 접하면 좀 놀라거나 무섭게 느껴질 수 있어요. 생리 자체도 아직 익숙하지 않은데, 이런 특별한 제품 사용은 더 어렵게 느껴지지요. 그러나 지금은 생리에 대해 하나씩 알아 가고 나에게 맞는 방법을 찾아가는 시기이니, 여러 용품을 써 보면서 편리성을 따져 보는 것도 좋겠어요.

생리대의 종류

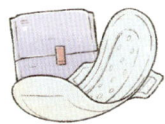

① **일회용 생리대** 가장 많이 쓰는 제품으로 종류가 다양해요. 그런데 어떤 건 한방 성분이 들어 있거나 화학 처리가 되어 있어서 피부에 자극을 주기도 하고 불편하게 느끼는 사람도 있어요.

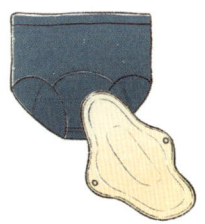

② **면 생리대** 일회용 생리대 대안으로 찾는 사람들이 많아요. 세탁해서 여러 번 쓸 수 있는데, 사용한 것은 집에 챙겨 가 빨아야 하는 번거로움이 있어요. 하지만 익숙해지면 생리통을 줄이는 데 도움이 되고 지구 환경도 지킬 수 있어요.

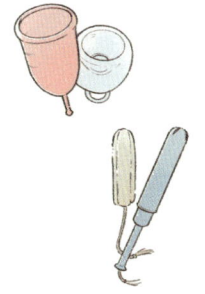

③ **탐폰, 생리컵** 몸 안에 넣는 생리대예요. 처음엔 올바른 착용 방법을 익히는 데 시간이 필요해요. 그러나 익숙해지면 매우 편하게 사용할 수 있어요. 탐폰과 생리컵은 몸에 해롭지 않지만, 중학생이 된 이후에 사용하는 것이 좋아요.

생리통, 참지 말고 다양한 방법으로 해결하기

많은 친구들이 생리일이 다가오면 걱정해요. 배가 아프고, 허리도 쑤시고, 속이 안 좋을 때도 많거든요. 이 모든 증상을 '생리통'이라고 해요. 생리통은 여자 두 명 중 한 명이 매월 겪을 만큼 흔한 증상이랍니다.

그런데 생리통은 왜 생기는 걸까요? 앞서 설명했듯이, 여자의 몸은 한 달에 한 번씩 아기를 가질 준비를 해요. 그런데 아기를 가지지 않으면 몸 안에 생긴 피와 자궁 내벽이 필요 없게 되어서 몸 밖으로 빠져나오게 되죠. 이렇게 생리가 시작되면 생리혈이 잘 나오게 하려고 몸에서 '프로스타글란딘'이라는 물질을 만들어서 자궁 근육을 수축시켜요. 케첩을 짜 내기 위해 케첩 통을 꾹 누르는 것처럼요. 그래서 자궁이 세게 수축하면서 배나 허리가 아픈 거예요.

그런데 생리통이 심해도 마냥 참아야 할까요? 그렇지 않아요. 개인마다 효과의 차이는 있지만 일상 속에서 비교적 쉽게 실천할 수 있는 '생리통 줄이기' 방법을 소개할게요.

✦ **몸 따뜻하게 하기** 배나 허리에 핫팩을 올려서 따뜻하게 해 주세요. 그러면 근육이 조금 풀어지면서 통증이 줄어들 수 있어요.

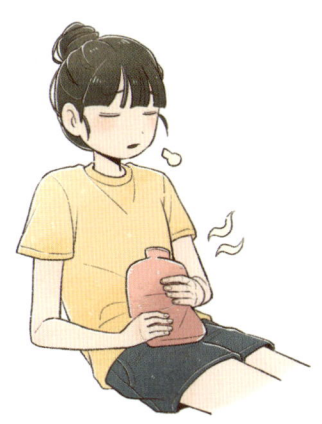

✦ **생리통에 좋은 음식 먹기** 쑥, 시금치, 바나나, 해조류 같은 음식은 몸을 따뜻하게 해 주고 통증을 줄여 줘요.

✦ **운동하기** 가벼운 스트레칭이나 걷기 같은 운동도 혈액 순환을 도와 통증을 줄이는 데 도움이 돼요.

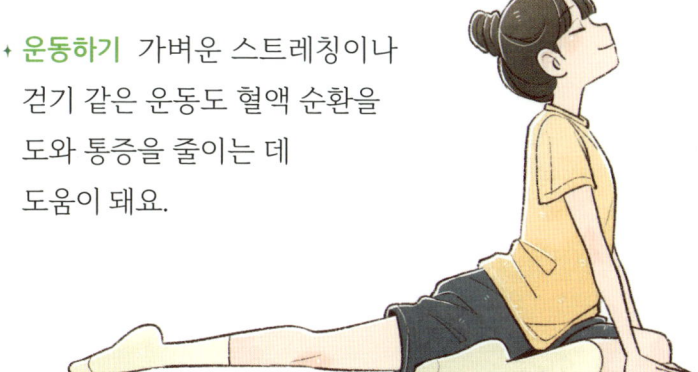

- **허브차 마시기** 생강차, 페퍼민트차 등을 마시면 진정 효과가 있어요.

- **잘 쉬고 푹 자기** 충분한 휴식과 수면을 취하면 호르몬의 균형을 유지할 수 있어 생리통이 조금은 줄어들 수 있어요.

- **진통제 복용하기** 참기 어려울 정도로 생리통이 심하다면 약국에서 파는 진통제를 복용하세요. 적정한 양을 먹는 것은 괜찮아요.

그리고 생리하기 며칠 전부터 몸이 붓거나 기분이 울적해지고, 집중이 안 되고, 가슴이 아프거나 머리가 아픈 친구들도 있어요. 이를 '월경 전 증후군(PMS)'이라고 해요. 몸 속 호르몬이 바뀌면서 생기는 현상인데, 누구에게나 나타날 수 있답니다.

너무 힘들고 괴로울 땐 혼자 참지 말고 어른이나 선생님, 병원에 도움을 요청하세요. 몸이 보내는 신호를 잘 듣고 나를 아껴 주는 게 가장 중요하니까요.

나답게 멋지게! 사춘기 가이드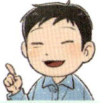

생리에 대한 오해와 편견

어떤 친구들은 생리를 시작하면 키가 더 이상 크지 않는다고 생각해요. 키가 어느 정도 자란 뒤에 생리를 시작하기 때문에 생리 이후 키가 안 크는 것처럼 느껴질 수 있어요.

하지만 몸이 자라는 속도는 사람마다 다르고, 생리를 한다고 해서 키 성장이 멈추는 건 아니에요. 성장 호르몬이 계속 잘 나오면 생리를 해도 키는 자랄 수 있어요.

그러니까 생리 때문에 키가 안 큰다고 속상해하지 말고 골고루 잘 먹고, 잘 자고, 운동을 열심히 하세요. 그러면 몸도 튼튼해지고 키도 더 쑥쑥 자랄 거예요.

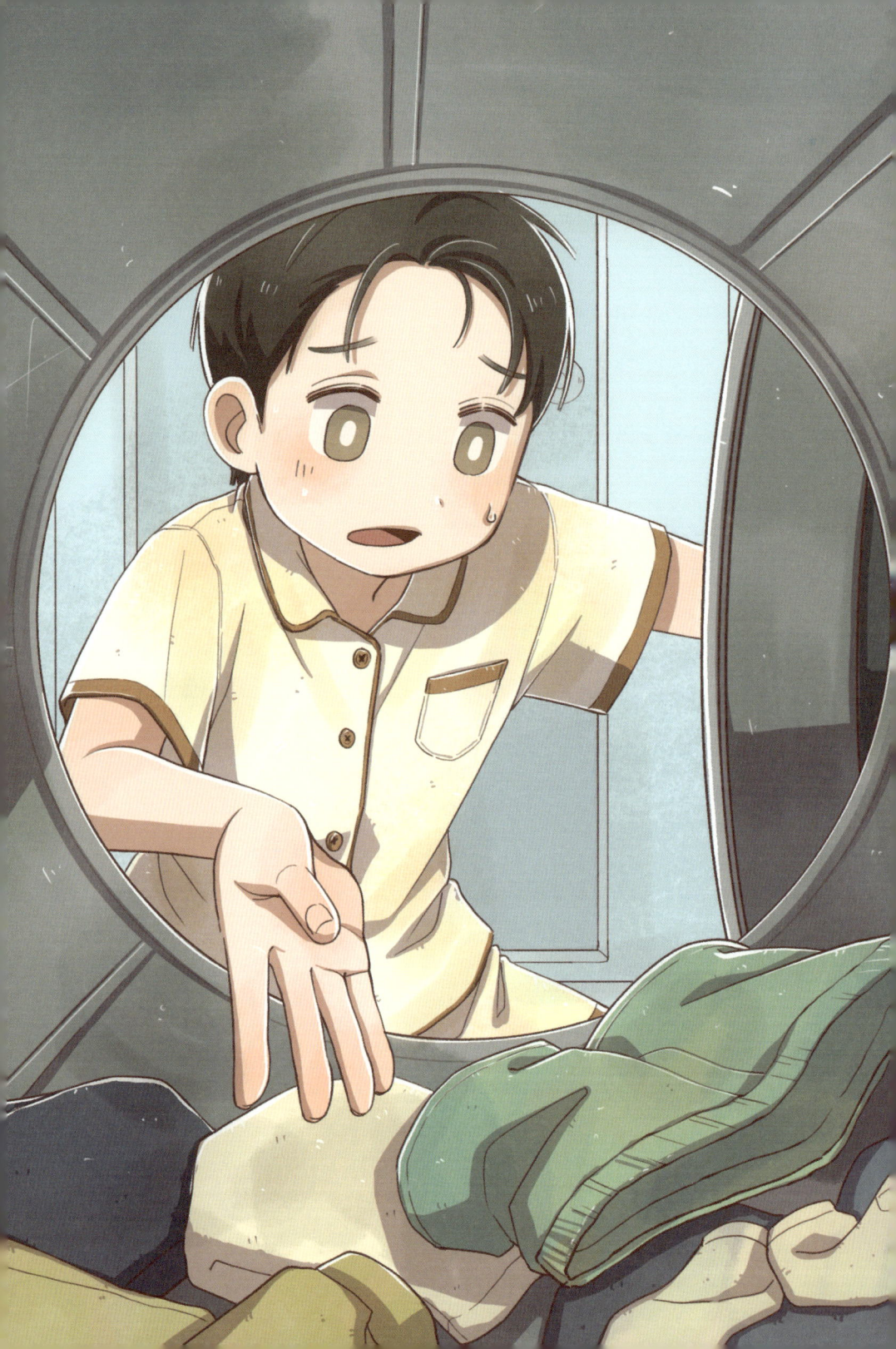

06 처음 몽정했는데 너무 부끄러워요

아침에 일어나 보니 속옷이 축축하게 젖어 있었어요. 소변을 본 것도 아닌데 말이에요. 너무 당황스럽고 부끄러워서 얼른 세탁기에 넣고 아무 일도 없는 척했어요. 부모님께 말해 볼까 고민했는데 창피해서 입이 떨어지지 않아요. 어떡하죠?

몽정 유정 발기

몽정은 큰 잘못도, 병도 아니에요

　사춘기 남자아이의 몸에서 가장 눈에 띄는 변화 중 하나가 '몽정'이에요. 몽정은 자는 동안 자신도 모르게 정액이 나오는 걸 말해요. 성적인 꿈을 꾸지 않아도 정액이 나올 수 있지요. 아주 자연스러운 현상으로 절대 잘못된 일이 아니고, 병에 걸린 것도 아니에요!

　많은 친구들이 보통 10~15세에 처음 몽정을 경험해요. 대부분 깜짝 놀라거나 부끄러워하는데 전혀 그럴 필요가 없답니다. 몽정을 한다는 건 몸속에서 생명의 씨앗인 '정자'가 만들어지기 시작했다는 뜻이에요. '테스토스테론'이라는 특별한 호르몬이 나오면서 몸이 조금씩 어른처럼 변하고 생명을 만들 수 있는 준비를 하는 것이죠. 이건 어른이 되어 가는 건강한 신호랍니다.

　그런데 모든 사람이 다 몽정을 겪는 건 아니에요. 몽정을 하는 것도, 안 하는 것도 모두 정상이에요. 사람마다 몸이 자라는 속도가 다르니까요. 몽정을 경험했다면 "아, 내 몸이 잘 자라고 있구나." 하고 스스로를 칭찬해 줘도 좋아요.

혹시 궁금하거나 걱정되는 점이 있다면, 부모님이나 믿을 수 있는 어른에게 살짝 이야기해 보세요. 생각보다 많은 어른들이 다 겪었던 일이랍니다. 하지만 몽정을 했다고 해서 반드시 부모님께 말해야 하는 건 아니에요. 내키지 않는다면 말하지 않아도 괜찮아요.

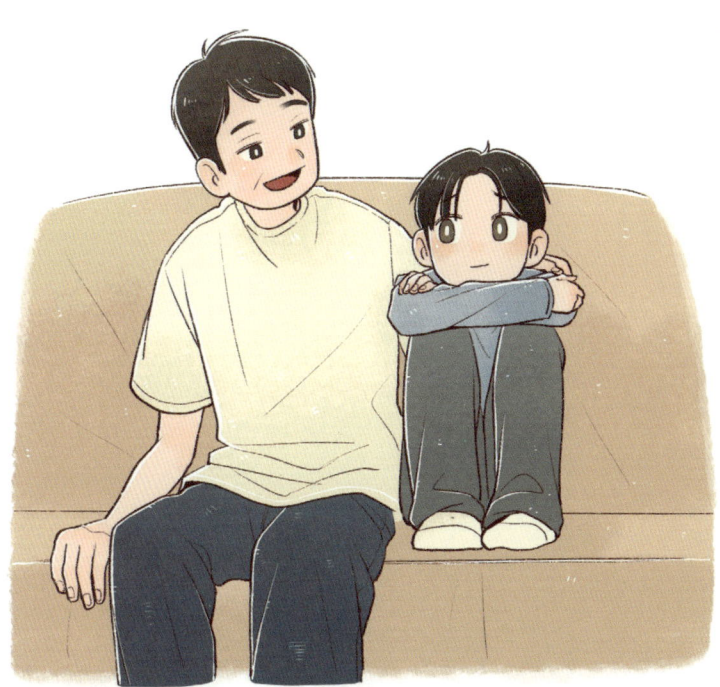

그리고 몽정을 했을 때 당황하지 말고 다음의 팁을 잘 기억했다가 실천해 보면 좋겠어요.

- 깨끗한 속옷으로 갈아입어요.
- 필요하다면 이불이나 침대 시트도 갈아 주세요.
- 젖은 속옷은 직접 빨거나 간단히 물에 헹궈 주세요.
- 빨랫감 보관함에 넣을 때 다른 가족의 빨래와 섞이지 않게 조심하는 것도 작은 예의예요.
- 따뜻한 물로 가볍게 샤워를 하면 몸도 깨끗해지고 기분도 좋아져요.

일상생활 중에도 정액이 나올 수 있어요

사춘기 남자아이들은 소변을 보러 화장실에 갔다가 깜짝 놀라기도 해요. 오줌이 아닌 끈적한 무언가가 나오기도 하거든요. 또 운동이나 산책 후에 팬티가 젖은 것처럼 느낄 때도 있답니다. 이는 정액이 조금 흘러나온 것으로, '유정(遺精)'이라고 불러요.

유정은 성적인 생각이나 자극 없이도 몸이 스스로 반응해서 정액이 흘러나오는 현상이에요. 몽정과 마찬가지로 모든 남자아이들이 사춘기에 겪는 정상적인 몸의 변화지요. 거듭 말하지만, 유정과 몽정 모두 몸이 잘 자라고 있고 생명을 만들 수 있는 준비를 하고 있다는 뜻이에요. 부끄러워하거나 걱정할 필요 없는, 정말 멋진 일이랍니다.

남자 성기의 구조

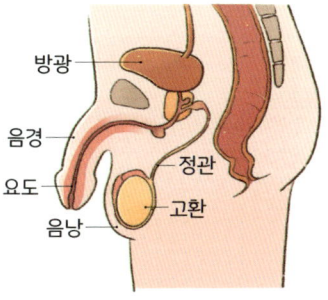

남자의 성기는 크게 음경과 음낭으로 이루어져 있어요. 음경에는 정액과 소변이 지나가는 길, 요도가 있어요. 음낭 안의 고환에서는 정자를 만들어 내요.

✨ 발기는 건강한 성장의 신호예요

사춘기에 들어선 건강한 남자아이는 내 의지와 상관없이 음경이 갑자기 커지고 딱딱해질 때가 있어요. 왜 이런 일이 생길까요?

음경 안에는 피가 지나가는 길, 혈관이 있어요. 이곳에 피가 몰리면 음경이 커지고 단단해지는데, 이것이 바로 '발기'예요. 이러한 변화는 우리 몸이 건강하게 자라기 위해 운동이 꼭 필요한 것처럼 매우 중요한 과정이에요. 피가 들어왔다가 빠져나가는 일이 반복되면서 음경도 튼튼하고 건강하게 유지될 수 있거든요. 만약 피가 계속 차 있거나 전혀 안 들어가면 문제가 생길 수 있답니다.

사춘기에는 발기가 아무 이유 없이 자주 일어나기도 해요. 7~8시간 잠을 잘 경우, 3~5회 정도 자연스럽게 발기가 되었다가 풀리기도 하지요. 어떤 친구는 발기를 겪으면 심한 성적 수치심을 느낀다고 하는데, 스스로 떳떳해질 필요가 있어요. 발기는 내 몸이 잘 자라고 있다는 신호일 뿐이니까요.

나답게 멋지게! 사춘기 가이드

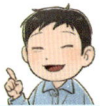

수업 시간에 발표하려고 일어나거나 급식을 먹으러 가는데 갑자기 발기가 될 때도 있어요. 사춘기 때는 생식 기능이 완성되지 않아서 몸이 연습처럼 이런 반응을 자주 하는 거예요. 그렇다고 그냥 두기만 할 수는 없겠죠? 이럴 때 나만의 수습 방법을 준비해 두면 좋아요. 어떤 친구는 애국가를 머릿속으로 부르며 마음을 가라앉히기도 해요. 이처럼 다른 생각으로 주의를 돌리는 방법이 꽤 효과적이랍니다.

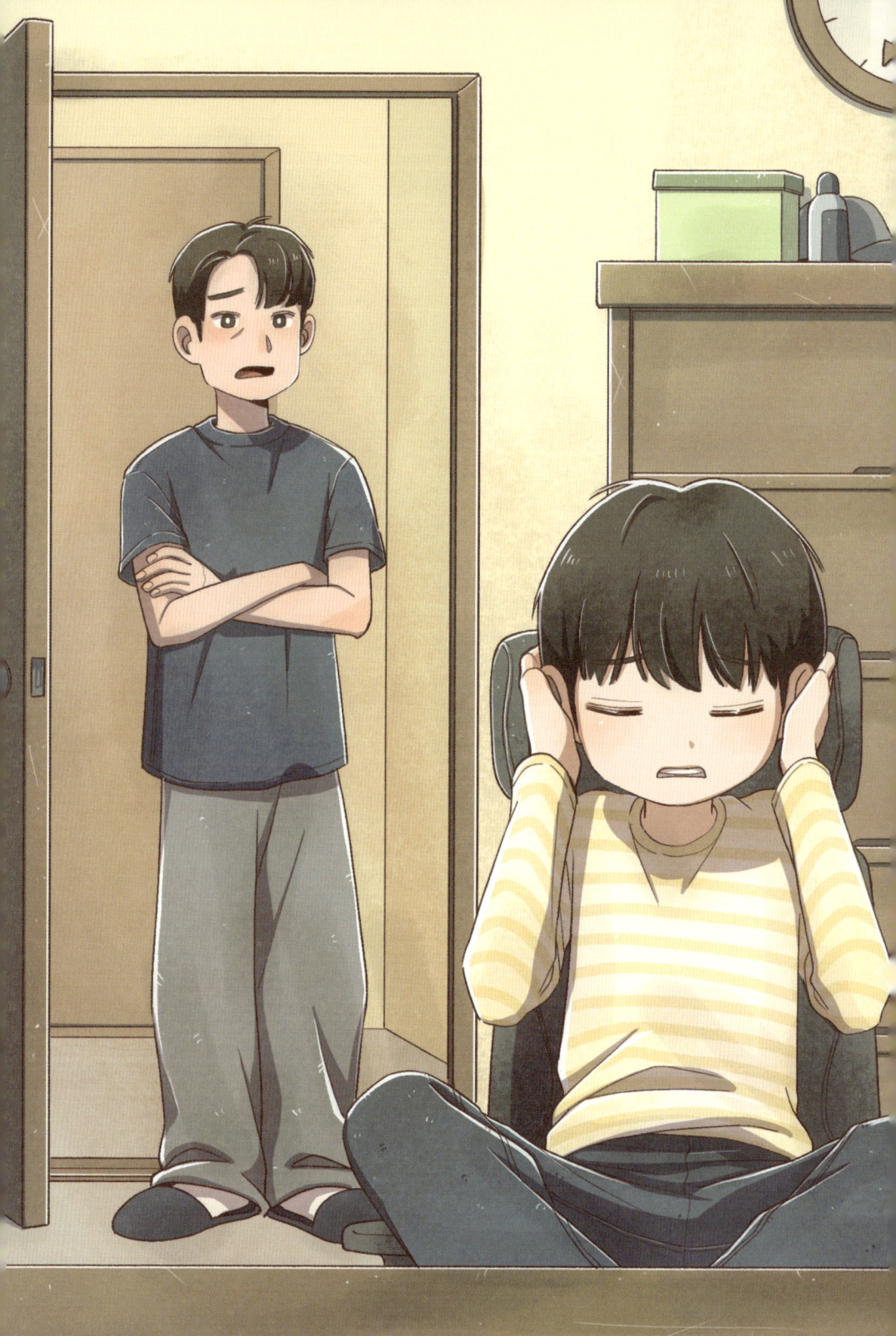

07 포경 수술을 꼭 해야 하나요?

아빠가 이번 방학에 포경 수술을 꼭 해야 한다고 했어요. 포경 수술을 받으면 성장하는 데 큰 도움이 된다나요? 다른 친구들은 포경 수술을 안 했던데, 왜 나는 해야 하는지 잘 모르겠어요. 포경 수술을 무조건 받아야 하나요? 솔직히 무섭고 하기 싫어요.

남자 성기 포경 수술

문화적 영향으로 시작된 포경 수술

우리나라에서 포경 수술이 널리 퍼진 건 그리 오래되지 않았어요. 한국 전쟁이 일어난 1950년 이후 미군이 한국에 들어오면서 미국에서 하던 포경 수술이 그대로 우리나라에 들어온 거예요. 정말 필요한 수술인지 따져 보지 않고 미국에서 많이 하니까 우리도 하게 된 것이죠. 이건 마치 햄버거나 피자 같은 외국 음식이 우리나라에 들어온 것과 비슷해요.

그런데 현재 전 세계적으로 봐도 포경 수술을 하지 않는 나라가 훨씬 많아요. 일본, 프랑스, 독일에서는 남성 전체 인구 중 1~2퍼센트만 포경 수술을 해요. 거의 안 하는 셈이죠. 우리에게 영향을 준 미국도 지금은 인식이 많이 바뀌어서 포경 수술을 많이 하지 않는다고 해요.

이처럼 포경 수술은 꼭 해야 하는 의무가 아니에요. 개개인의 몸 상태나 위생 상태에 따라 다를 수 있어요. 내 몸에 정말 필요한지 아닌지는 몸의 성장이 완성된 시기에 고민해 보고 선택하는 것이 좋아요.

포경 수술은 의무가 아니에요

'포경'은 음경의 끝부분인 '귀두'가 피부인 '포피'에 덮여 있는 상태를 말해요. 사춘기가 되면 몸이 크듯이 음경이 자라고, 발기를 하면서 포피와 귀두가 천천히 떨어지게 돼요. 그런데 가끔은 어른이 되어서도 포피와 귀두가 잘 떨어지지 않는 경우가 있어요. 이럴 땐 의사 선생님과 상담해서 '포경 수술'이라는 방법으로 포피를 일부 잘라 내는 치료를 하게 돼요. 그러면 귀두가 완전히 드러나게 되는 것이죠.

하지만 대부분의 사람들은 자연스럽게 포피와 귀두가 분리되기 때문에 포경 수술을 꼭 할 필요는 없어요. 열 명 중 아홉 명은 수술 없이도 아무 문제 없답니다. 포피가 있는 건 매우 자연스러운 일이고, 수술은 꼭 필요한 사람만 원할 때 하면 돼요. 어른이 된 다음에 천천히 결정해도 전혀 늦지 않아요.

옛날에는 포경 수술을 하면 더 깨끗하고 건강하다고 생각했어요. 그래서 많이들 했지만 실제로 포피에서 나오는 분비물에도 몸에 좋은 성분이 있다는 것이 밝혀졌어요.

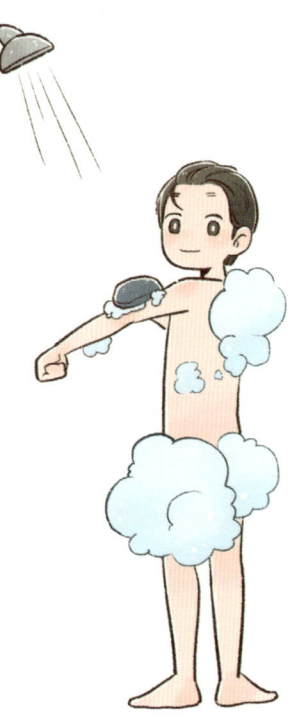

이 분비물에는 우리 몸을 지켜 주는 항균 물질과 면역을 도와 주는 성분이 있어서 무조건 나쁜 게 아니에요. 눈에 눈곱이 끼듯, 음경 주변에도 분비물이 생기는 건 자연스러운 일이에요. 따뜻한 물로 깨끗이 씻어 주기만 해도 충분히 관리할 수 있어요.

내 몸을 위해 스스로 선택하세요

그럼에도 부모님이 계속 포경 수술을 강요하면 부담스럽고 스트레스를 받을 수 있어요. 하지만 포경 수술은 내 몸에 하는 일이니까 내 생각이 제일 중요해요. 싫은 마음이 든다면 부모님께 솔직하게 말해 보세요.

"지금은 하고 싶지 않아요. 조금 더 알아보고 나중에 결정하고 싶어요." 하고 내 마음을 표현하는 것도 정말 중요해요. 지금 느끼는 걱정이나 스트레스가 오히려 건강에 더 안 좋을 수도 있어요. 그리고 포피는 대부분 사춘기를 거치면서 자연스럽게 분리되기 때문에 성장하는 동안 지켜보는 것도 좋은 방법이에요.

  내 몸의 주인은 바로 '나'예요. 따라서 포경 수술은 필요한 경우에만 스스로 결정하고 선택하는 문제라는 것을 꼭 기억하세요.

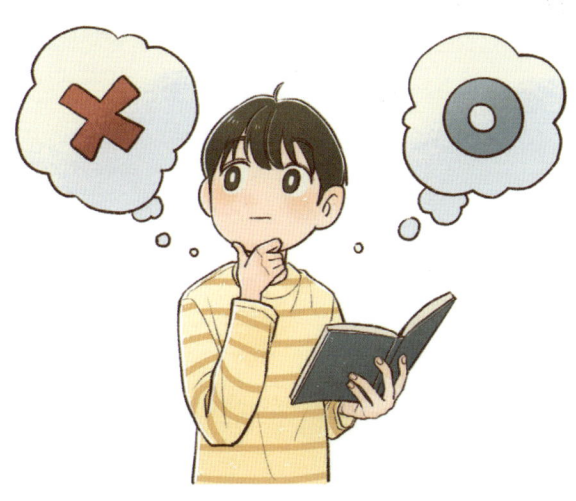

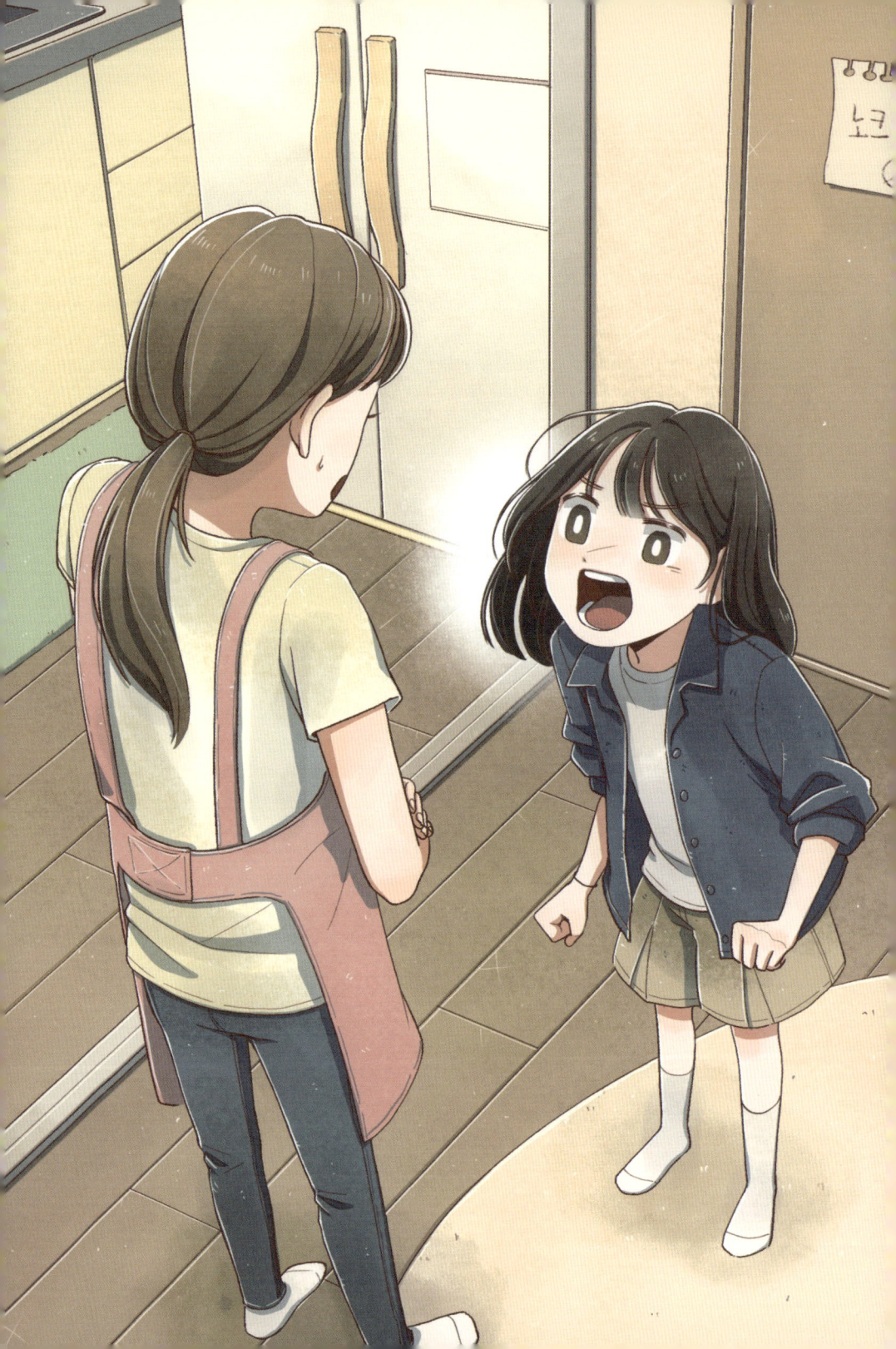

08 부모님 잔소리가 짜증 나요

아침마다 엄마가 깨우는 소리도 듣기 싫고, 아빠가 핸드폰 못 하게 하는 것도 화가 나요. 학교에서는 선생님 말씀이 너무 길고 지루해요. 친구가 웃자고 한 농담에도 상처를 받아요. 그냥 모든 게 다 짜증 나고, 나만 힘든 것 같아요.

나다움   정체성 탐색기   전두엽   호르몬

뇌의 공사와 호르몬 홍수가 시작되는 사춘기

 사춘기가 되면 기분이 왔다 갔다 하면서 쉽게 속상해질 수 있어요. 친구가 무심코 한 말에 상처를 받기도 하고, 부모님이 늘 하던 잔소리인데 괜히 짜증 나서 대꾸조차 하기 싫을 때도 있지요. 친구들이 나만 빼고 노는 것 같아 서운하고 질투가 날 때도 있고요. 아무것도 안 했는데 피곤하고 기운이 없고, 자꾸 잠이 오는 날도 있어요.

 이런 기분과 행동은 사춘기 때 생기는 아주 자연스러운 변화예요. 사춘기에는 몸도 자라고, 뇌와 마음도 함께 자라기 시작해요. 우리 뇌는 어릴 때와 어른이 되었을 때 그 모습이 각각 다른데, 사춘기에 어른의 뇌로 바뀌기 위한 공사를 하는 것이죠.

 우리 뇌 앞쪽에는 '전두엽'이라는 아주 중요한 부분이 있어요. 이곳은 생각, 감정, 행동을 조절하고 적절하게 판단하는 역할을 해요. 그런데 뇌가 공사 중이다 보니 전두엽이 제 역할을 잘할 수 없게 돼요. 그리고 감정을 느끼고 처리하는 편도체(아미그달라)도 더 예민해지지요. 그래서 사춘기 때 유난히 쉽게 화가 나거나 속상해지는 것이랍니다.

게다가 사춘기에는 '호르몬'이 몸에서 나오기 시작해요. 남자아이는 '테스토스테론', 여자아이는 '에스트로겐'과 '프로게스테론'이라는 호르몬이 더 나오는데 몸과 마음에 큰 영향을 주기 때문에 감정이 더 자주 흔들리게 되지요. 그래서 평소엔 착하고 차분하던 아이가 갑자기 까칠해지거나 감정이 팡 터지기도 해요. 특히 친구들과 있을 때 이런 변화가 도드라져요. 하지만 이 감정이 오래 지속되지는 않아요. 다음 날이면 아무 일 없었던 것처럼 다시 편해지기도 한답니다.

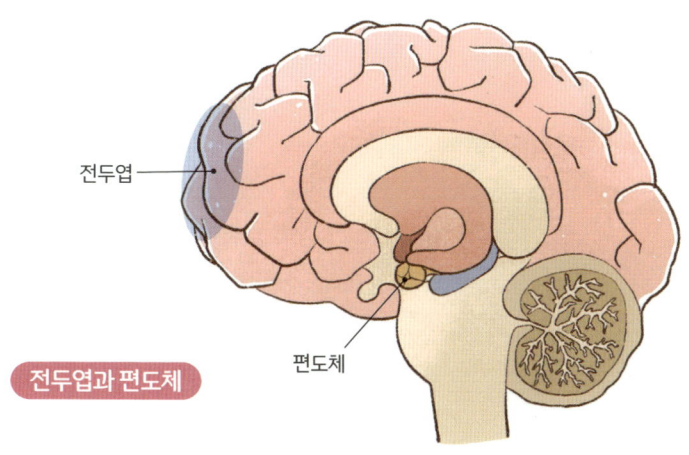

전두엽과 편도체

✨ 부모님과 좋은 관계를 만드는 법

부모님과 사사건건 부딪치고 감정이 폭발한다고요? 여러분이 툭하면 기분이 바뀌어서 혼란스러운 것처럼, 부모님도 여러분의 감정 변화가 낯설고 어려울 거예요. 부모님은 여러분이 실수하거나 다칠까 봐 걱정되어서 여러 조언을 하는 것인데, 이것이 되풀이되면 정말 답답하고 간섭처럼 느껴질 수 있지요.

이럴 땐 먼저 내 마음을 솔직하게 돌아보고, 부모님의 말이 나를 위한 진짜 조언일 수 있다는 점을 떠올려 보세요.

"난 왜 짜증이 났지?"

"혹시 오해했나?"

"엄마가 왜 그런 말을 하신 걸까?"

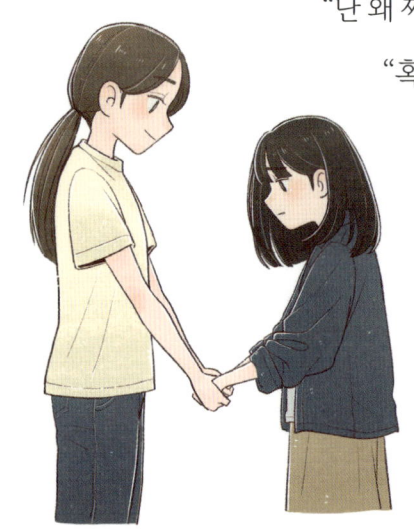

이처럼 곰곰이 생각하다 보면, 부모님의 걱정이 보일 수 있어요. 그러니 짜증부터 내지 말고 여러분의 감정을 말로 표현해 보세요. 단, 감정이 올라올 땐 잠시 멈춰서 생각한 뒤 이야기하세요. "엄마, 지금은 혼자 생각하고 싶어요.", "아빠, 그건 제 생각과 달라요. 제 얘기도 들어 주세요."라고요. 그러면 부모님도 여러분의 말을 더 잘 들어 주실 거예요.

나답게 멋지게! 사춘기 가이드

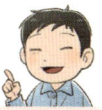

✦ **사춘기는 흔들리는 시기예요**
  기분이 자주 바뀌고, 짜증이 나거나 속상할 수 있어요. 모두 다 몸과 마음이 어른이 되기 위한 준비 과정이에요.

✦ **내 생각이 자라는 중이에요**
  "내 생각은 달라요!"라고 말할 수 있는 힘이 생겨나고 있어요. 점점 내 의견이 또렷해지고 '독립적인 나'로 성장할 거예요.

✦ **부모님과 갈등을 겪을 수 있어요**
  변화가 많다 보니 오해하는 일이 생길 수 있어요. 지금은 자주 다투고 답답할 수 있지만 서로를 이해하는 날이 올 거예요.

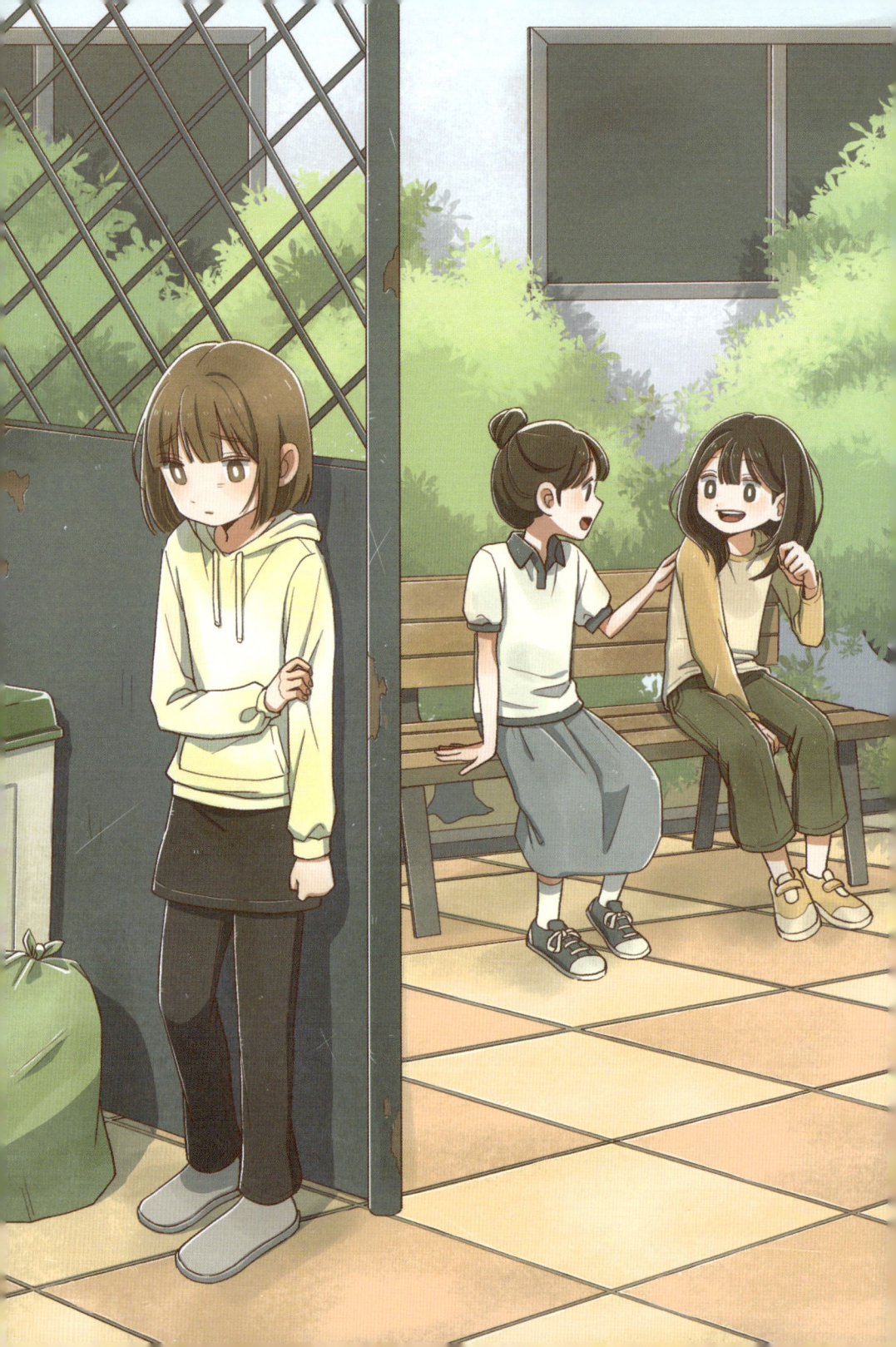

09 친구한테 서운해서 손절했어요

우리는 늘 붙어 다니는 삼총사였어요. 밥 먹을 때, 게임할 때, 하교할 때도 셋이 함께였죠. 그런데 얼마 전, 저만 빼고 둘이서 코노에 다녀온 거 있죠. 심지어 저한테 아무 말도 없이요! 순간 머리에서 불이 났어요. 곧장 메시지로 '손절 선언'을 해 버렸어요. 너무 속상해서 도저히 참을 수 없었어요.

진정한 친구　교우 관계　우정　상호 존중

✨ 친구와의 갈등도 성장의 밑거름

이렇게 소외당하는 일이 생기면 정말 속상하지요. 친한 친구라고 생각했는데, 따돌리는 것 같고 심지어 비밀로 했다는 사실에 마음이 복잡하고 서운해질 거예요.

그런데 혹시 내가 오해한 건 아닌지, 친구가 정말 나쁜 의도가 있었던 것인지 친구에게 직접 이야기를 들어 보았나요? 섣부르게 판단해 혼자 오해하지 말고, 정확한 이유를 들어 보는 것이 중요하답니다.

우선 친구와 갈등이 생기면 감정을 드러내면서 즉흥적으로 행동하지 말고 크게 심호흡을 하면서 잠깐 쉬어 보세요. 감정을 앞세우면 내 생각을 제대로, 정확하게 말하기 어려우니까요. 그리고 다음과 같이 내 마음을 솔직하게 말해 보세요.

"좀 속상했어. 나도 너희들과 함께하고 싶었거든."

친구 사이에서는 갈등과 화해가 반복될 수 있어요. 한 번 싸웠다고 관계가 완전히 끝나는 건 아니에요. 오히려 그 경험을 통해 내가 어떤 친구를 원하는지, 좋은 친구는 어떤 사람인지 배울 수 있답니다.

  그리고 자주 다툰다고 해서 그 사람이 나쁜 친구는 아니에요. 중요한 건 싸운 뒤에 어떻게 푸느냐예요. 오히려 '화해'라는 멋진 경험을 통해 친구 사이가 더 단단해질 수도 있어요. 지금은 속상하겠지만 용기를 내서 친구에게 한 걸음 다가가 보세요. 우정도, 나도 그렇게 자라는 거예요.

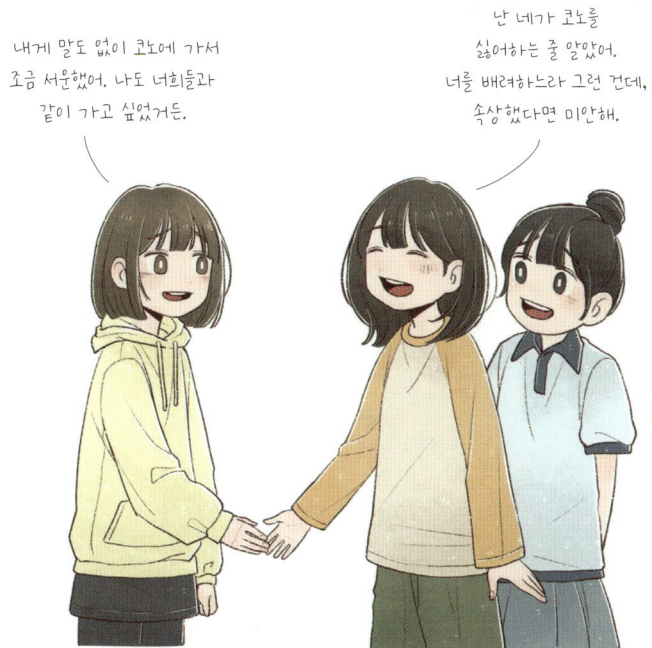

✨ 우정은 함께 만들어 가는 것

　친구를 사귀는 건 사람 사이를 배우는 첫걸음이에요. 사람들과 잘 지내는법, 마음을 나누는 법을 배우는 중요한 시작이지요. 우리는 저마다 성격도, 생각도, 좋아하는 것도 달라요. 이렇게 서로 다른 사람들과 어울리며 좋은 관계를 유지하는 건 정말 멋진 능력이랍니다.

　잘 알다시피 우리가 꿈꾸는 진짜 친구는 하늘에서 뚝 떨어지지 않아요. 때로는 싸우기도 하고 오해하기도 하고 서운한 일도 생기죠. 하지만 그런 경험 속에서 서로를 이해하고 다시 가까워지는 법을 배우는 것이 바로 우정을 키우는 과정이에요. 친구가 나한테 서운하게 했을 때 따지지만

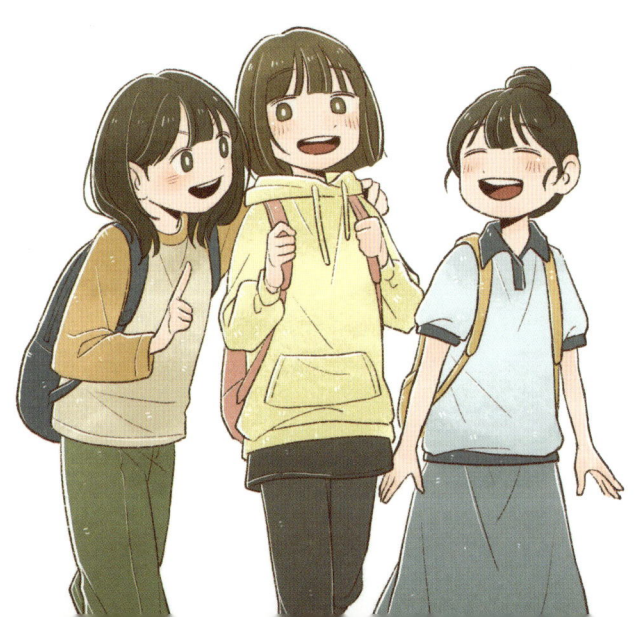

말고, 스스로에게 질문해 보세요.

"나는 좋은 친구일까? 친구를 배려하고 존중했을까?"

우정은 서로의 노력으로 만들어지는 거예요. 한쪽만 계속 참고, 한쪽만 계속 잘하려고 하면 금방 지칠 수밖에 없어요. 앞으로 여러분은 정말 많은 친구를 만나게 될 거예요. 어떤 친구는 나와 잘 맞아서 오래 함께할 수 있고, 어떤 친구는 금세 멀어질 수 있어요. 그 모든 경험은 소중한 거예요. 이를 통해 나와 잘 맞는 사람, 마음을 나눌 수 있는 진짜 친구를 찾을 수 있으니까요. 친구와 함께 웃고, 싸우고, 화해하는 동안 여러분은 더 멋진 사람이 될 거예요.

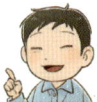

나답게 멋지게! 사춘기 가이드

어떤 사람이 진짜 친구일까요?
- ✦ 서로를 아끼고 배려하고 존중하는 사람
- ✦ 생각이 달라도 서로 다름을 인정해 주는 사람
- ✦ 억지로 맞추지 않아도 괜찮은 사람
- ✦ 같이 있을 때 나를 있는 그대로 봐 주는 사람

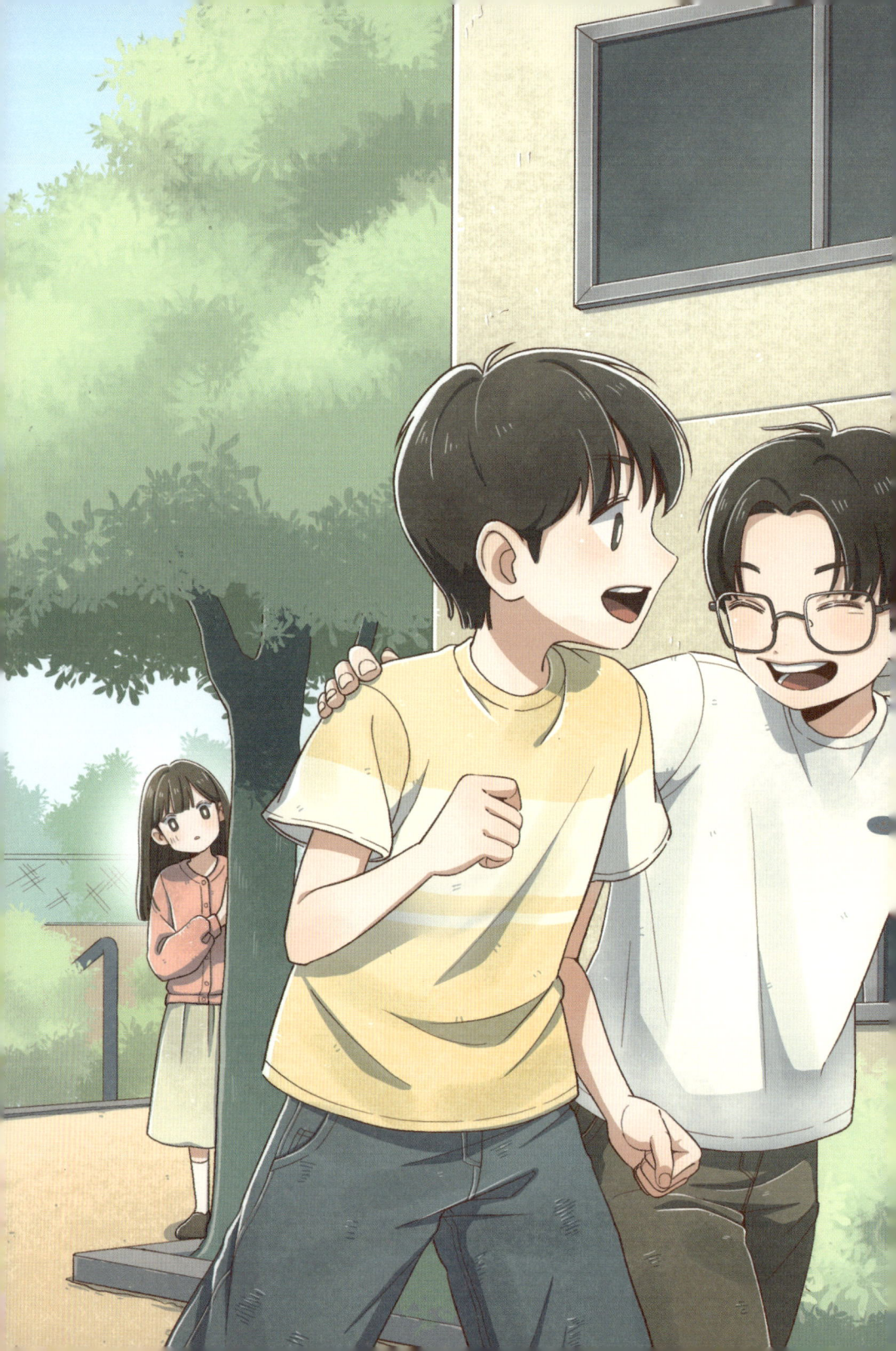

10 좋아하는 마음을 고백하고 싶어요

우리 반 지수는 모두에게 인기가 많아요. 친절하고 다정해서 친구들이 정말 좋아하죠. 저도 마음속으로 오랫동안 지수를 좋아해 왔어요. 그리고 이제는 마음을 숨기지 않고 용기 내어 고백하고 싶어요. 지수가 제 마음을 받아 줄까요? 혹시 거절하면 어떡하죠?

연애 고백 거절과 동의

나의 마음, 상대방의 마음 모두 헤아리기

자꾸 생각나고, 궁금하고, 좋아하는 마음이 생기면 그 감정을 어떻게 표현할지 고민돼요. 동시에 '저 아이도 나를 좋아할까?', '내 마음을 거절하면 어떡하지?' 하는 걱정도 들지요. 좋아하는 마음을 솔직하게 표현하는 건 아주 용감하고 멋진 행동이에요. 하지만 고백을 하기 전에 먼저 자신에게 물어보아야 할 것들이 있어요.

- 그 친구가 왜 특별하게 느껴질까?
- 그 친구의 어떤 점이 좋은 걸까?
- 그저 더 친해지고 싶은 걸까, 진짜 사귀고 싶은 걸까?

이처럼 먼저 내 마음을 정확히 들여다보고 확신을 갖는 것이 중요해요. 그다음 상대방의 입장에서도 생각해 보세요. 고백은 상대에 대한 배려가 밑바탕에 깔려 있어야 해요. 나의 감정만큼 상대의 마음도 소중히 여기면서, 어떻게 말하면 서로 마음이 편할지 신중하게 생각해 보세요.

✦ 내 고백이 장난처럼 느껴질까?
✦ 나의 고백이 친구를 곤란하게 만드는 걸까?
✦ 고백 이후 어색하거나 불편해지진 않을까?

부담을 주지 않는 고백 방법

　고백은 상대방이 부담스럽지 않게, 자연스럽게 해야 해요. 너무 진지하면 오히려 상대가 놀랄 수 있어요. "너를 좋아해.", "내 마음을 전하고 싶었어."처럼 짧고 정확하게, 진심을 담아 말하는 게 가장 좋아요.

　말로 하기 어렵다면 손편지나 SNS 메시지, 이메일 등을 이용하는 것도 좋아요. 단, 너무 부끄럽다고 해서 장난처럼 가볍게 보내는 건 절대 안 돼요. 진심이 느껴져야 상대도 진지하게 고민해 줄 수 있답니다. 그리고 상대방은 여러분의 고백이 갑작스러울 수 있으니

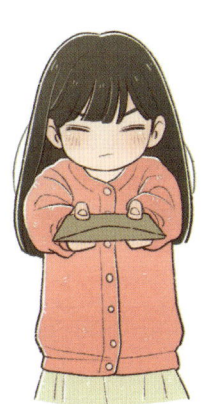

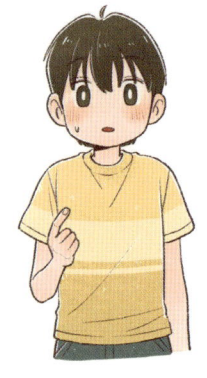

"천천히 생각해 봐도 괜찮아." 같은 말로 배려하는 마음도 함께 전해 주세요.

예전에 초등학생들 사이에서 '장난 고백'이 유행한 적이 있어요. 고백했다가 거절당하면 "장난이었어." 하고 웃으며 넘기는 거죠. 그런데 이는 상대방에게 상처를 주는 비겁한 행동이에요. 좋아하는 마음은 장난처럼 가볍게 다뤄서는 안 되지요. 진심을 다해 고백하면 거절당하더라도, 스스로에게 떳떳한 사람이 될 수 있어요. 그러니 솔직하고 당당하게 마음을 고백해 보세요.

상대방은 고백을 거절할 권리가 있어요

나의 고백을 받아들일지 말지는 상대방의 선택이에요. 내 마음이 소중한 만큼, 상대의 마음도 존중하는 태도가 중요해요. 그런데 상대가 고백을 거절하면 정말 속상하고, 창피한 마음도 들 거예요. 그래서 좋아했던 친구가 한순간 미워질 수도 있고, 마주치는 것도 힘들 수 있죠. 그렇다고 화를 내거나 분위기를 어색하게 만드는 건 옳지 않아요. 상대의 결정을 존중하고 받아들이는 것까지가 고백의 과정이랍니다.

좋아하는 사람에게 용기 내어 마음을 전한 그 자체만으로 여러분은 이미 멋진 경험을 했어요. 이 추억은 여러분을 아주 단단하게 만들 거예요.

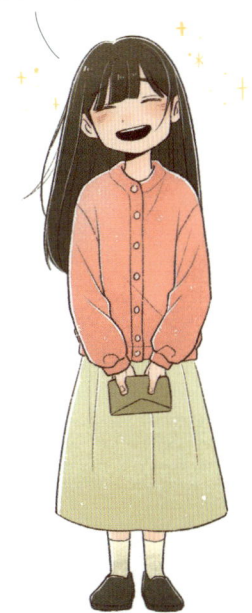

솔직하게 말해 줘서 고마워.

나답게 멋지게! 사춘기 가이드

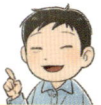

- 거절한 상대에게 계속 다가가는 행동은 '집착'이나 '위협'이 되기도 해요. 거절을 받아들이는 성숙한 모습을 보여 주세요.
- 고백을 거절당했다면 내 마음을 잘 추스르는 시간이 필요해요. 그리고 그 친구와 어색하지 않게 잘 지내려고 노력하는 것도 큰 용기랍니다.

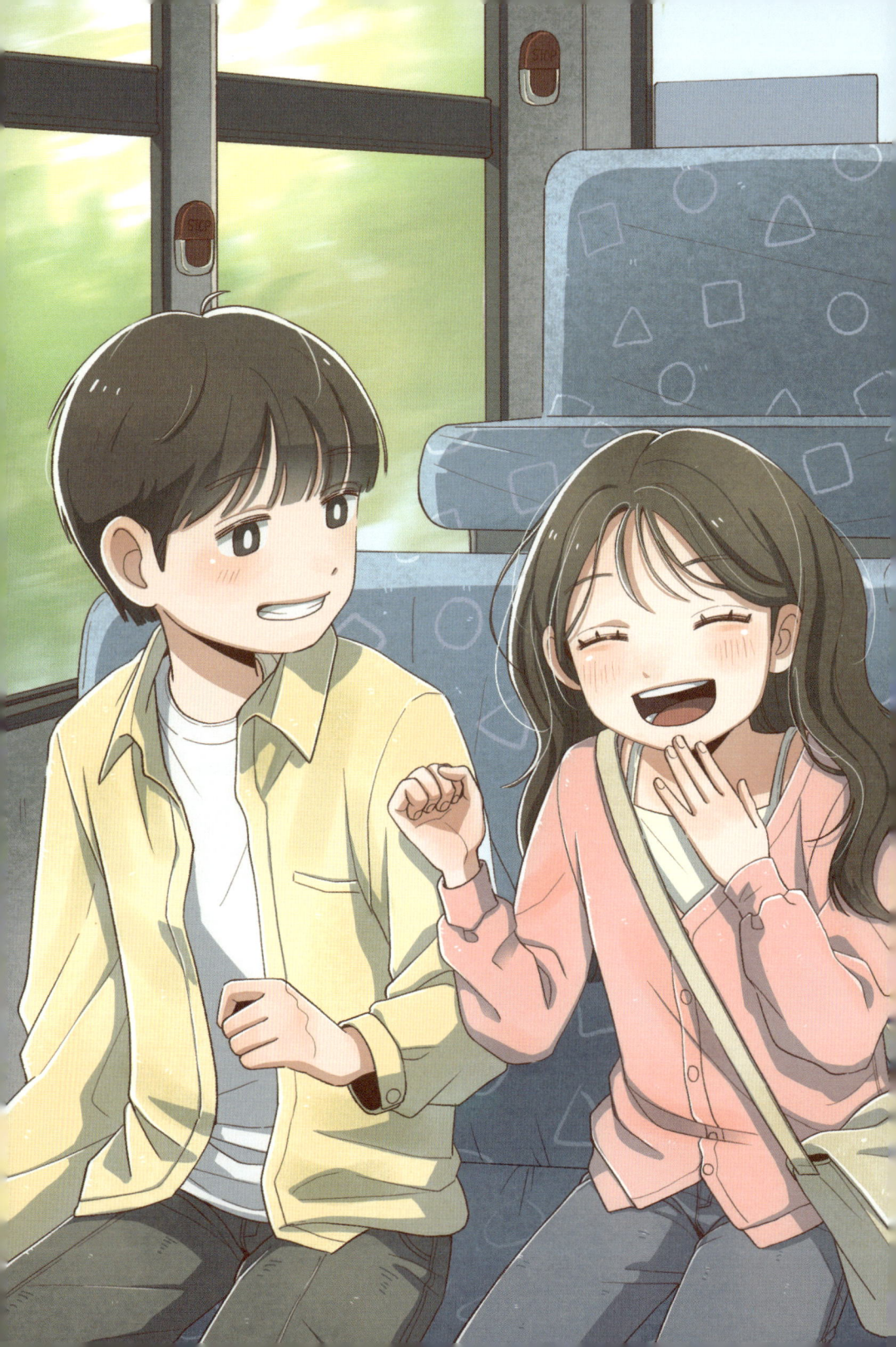

11 연애를 시작했어요

남사친에게 고백을 받았어요. 저도 속으로 좋아하던 친구라서 사귀기로 했지요. 하늘에 붕 뜬 것처럼 행복하고 이 순간이 영원히 끝나지 않으면 좋겠어요. 저, 잘할 수 있을까요?

데이트   이성 교제   안전 이별

연애는 존중과 배려가 필요해요

사춘기 때 이성 친구에게 관심이 생기는 건 아주 자연스러운 일이에요. 그리고 서로 마음이 같다면 연애를 할 수 있어요. 하지만 연애는 단순히 좋아하는 감정만 가지고 할 수 없어요. 좋아하고 설레는 마음을 오래 지켜 나가려면 '존중'과 '배려'가 필요하지요.

상대방을 진심으로 소중히 생각한다면, 그 사람이 편안하고 행복할 수 있도록 배려해야 해요. 내 감정만 앞세워서 상대가 불편해하는 행동을 함부로 하면 관계를 망칠 수 있어요. 그리고 서로가 각자의 친구들과 잘 어울리고, 자신이 좋아하는 활동을 자유롭게 할 수 있어야 해요. 연애란 상대를 소유하는 게 아니에요. 떨어져 있을 땐 믿고 존중하며, 함께 있을 땐 더욱 즐겁고 행복해지는 관계가 정말 좋은 연애랍니다.

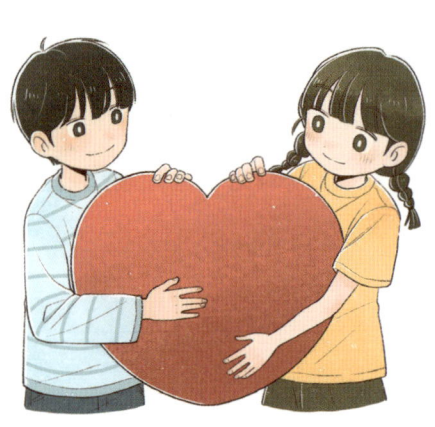

만약 상대방과 자주 다투거나 마음이 힘들다면, 그 관계를 돌아볼 필요가 있어요. 한쪽이 일방적으로 맞추기만 한다면, 그건 건강한 관계가 아니에요. 서로의 마음이 함께 자라고 함께 웃을 수 있는 사이가 되기 위해 노력해 보세요.

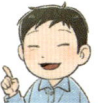

나답게 멋지게! 사춘기 가이드

연애할 때 꼭 지켜야 할 것

- **부모님이나 주변 어른에게 알려요**
  아직 어린 학생이기 때문에 둘이 할 수 있는 것과 없는 것이 정해져 있어요. 그 경계 안에서 건강한 관계를 유지할 수 있도록 믿을 수 있는 어른에게 연애 사실을 솔직하게 알리세요. 여러 가지 도움을 받을 수 있을 거예요.

- **학교생활과 연애의 균형을 맞춰요**
  연애도 소중하지만 학교생활과 공부를 소홀히 하지 않고 함께 챙기는 것이 중요해요.

- **친구들과의 관계도 소중히 해요**
  이성 친구가 생기더라도 다른 친구들과의 우정도 잘 지켜야 해요. 다양한 친구들과 좋은 추억을 만드는 중요한 시기니까요.

사귀다가 헤어질 수 있어요

영원히 이어지는 사랑이면 참 좋겠지만, 때로는 사귀다가 헤어질 수 있어요. 이때 어떻게 헤어지느냐가 정말 중요하답니다. 마음이 변해서 좋아하던 사람과 헤어지게 되면 당연히 관계가 어색해지고 힘들지요. 하지만 연애를 예쁘게 시작한 것처럼 이별도 예의 있게, 아름답게 마무리하는 것이 중요해요.

그런데 어떤 친구들은 나쁜 이별을 겪기도 해요. 예를 들면 상대방이 이별한 뒤 나에 대해 헐뜯거나 친구들에게 안 좋은 소문을 퍼뜨리는 거예요. 그리고 상대가 연애 기간 동안 나에게 지나치게 의존했다면 감정을 조절하지 못하고 계속 연락해 오는 경우도 있지요. 모두가 상대에게 상처를 주는 나쁜 이별이에요. 또 "우리 이제 끝이야."처럼 SNS 메시지로 짧게 통보하고 끝내는 행동도 바람직하지 않아요. 그런 이별은 서로에게 나쁜 기억만 남기고, 좋았던 추억까지도 부정적으로 바꿔 버릴 수 있거든요.

이별은 누구에게나 슬픈 일이지만 마지막까지 서로를

존중하는 태도를 가졌으면 해요. 그리고 한때 좋아했던 감정을 깨끗하게 잘 정리해야 다음에 찾아올 사랑도 건강하고 예쁘게 만날 수 있답니다.

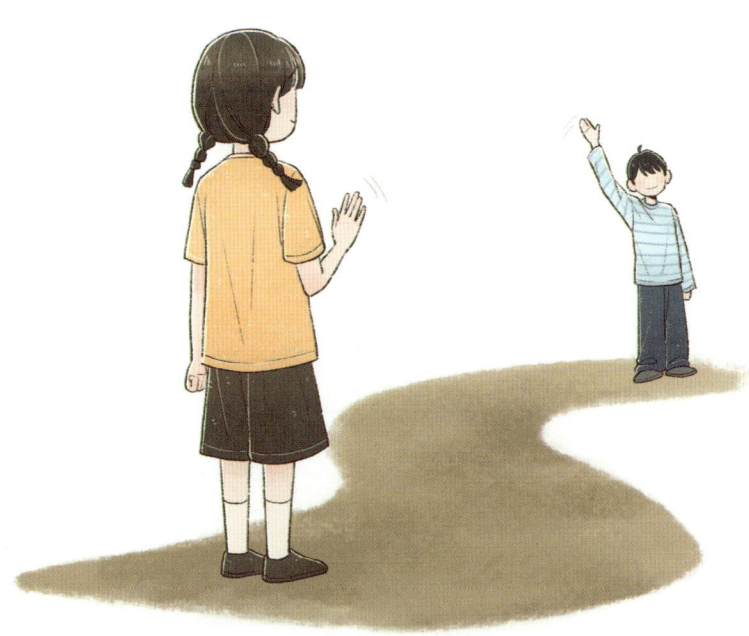

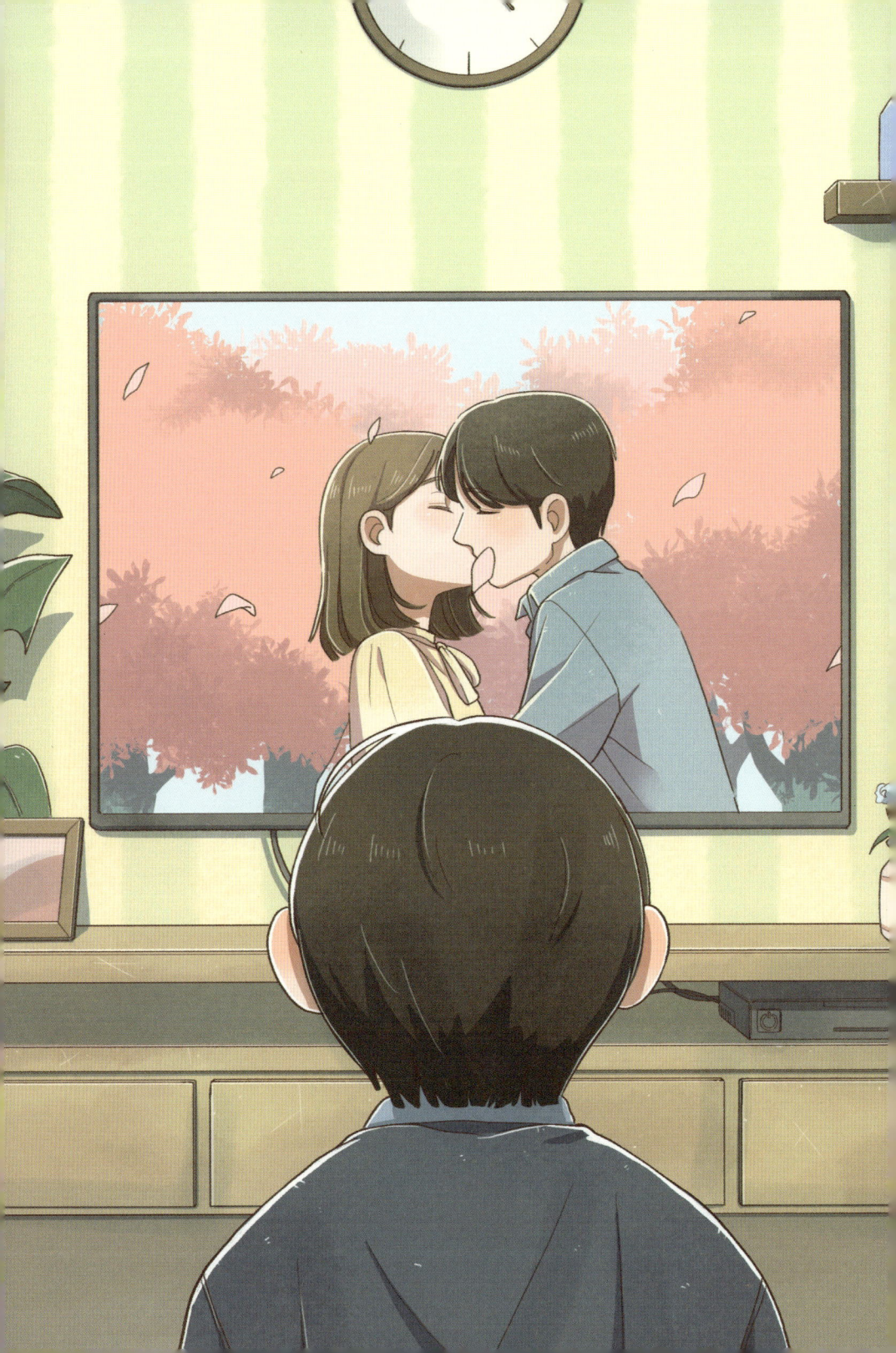

12 여자 친구랑 뽀뽀하고 싶어요

여자 친구와 사귄 지 한 달이 되었어요. 손도 잡아 보고 포옹도 해 봤는데, 요즘은 여자 친구를 볼 때마다 자꾸 뽀뽀하고 싶은 마음이 들어요. 이제 뽀뽀를 해도 괜찮을까요?

뽀뽀 포옹 스킨십 동의

✨ 상대방의 감정을 먼저 확인해요

 우리는 사랑하는 사람이 생기면 손을 잡고, 뽀뽀를 하고, 안고 싶어져요. 아주 자연스러운 감정이며 부끄러워할 일도, 잘못된 것도 아닙니다. 좋아하는 사람에게 내 감정을 몸으로 좀 더 솔직하게 표현하고 싶은 것이죠.

 하지만 초등학생의 스킨십은 분명히 지켜져야 할 선이 있어요. 그리고 사람마다 스킨십에 대한 생각이 달라요. 어떤 사람은 스킨십을 자연스럽게 받아들이는 반면, 또 어떤 사람은 불편해하거나 좀 더 천천히 하고 싶어 하기도 해요. 그리고 같은 사람이라도 어떤 날은 괜찮고 어떤 날은 불편할 수 있답니다. 따라서 스킨십은 나만의 감정으로 밀어붙여서는 안 돼요. 상대방도 나와 같은 마음인지를 확인하고 동의를 구하는 것이 매우, 매우 중요합니다.

 그렇다면 상대방의 마음을 어떻게 알 수 있을까요? 가장 좋은 방법은 솔직하게 물어보는 거예요. 상대방이 편안하게 동의한다면 스킨십을 할 수 있습니다. 하지만 스킨십을 하는 행동, 그 자체에만 목적을 두어서는 안 돼요. 스킨십은 서로 좋아하는 두 사람의 관계를 더 가깝고 따뜻하게 만들어 주는 방법 중 하나라는 점, 꼭 마음에 새겨 주세요.

✨ 사랑과 스킨십은 강요하면 안 돼요

　때로는 누군가 내 마음과 상관없이 나의 동의를 구하지 않고 몸을 만지려 할 수 있어요. 그럴 땐 "싫어요."라고 확실하게 말해야 해요. 이때 상대가 상처받을까 봐 상냥하게 말하는 사람이 있는데, 절대 그럴 필요 없어요. 가까운

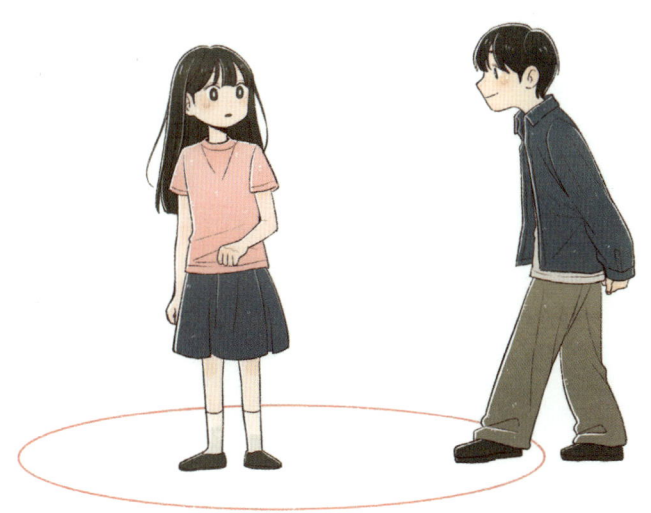

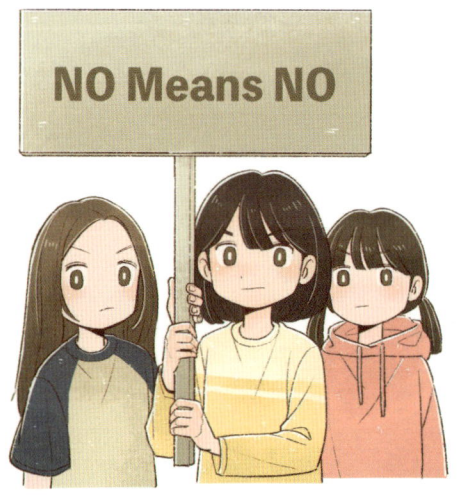

가족이나 친구, 연인이라도 내가 싫으면 거절할 권리가 있어요. 그리고 말로 "싫어요."라고 하지 않아도, 몸을 피하거나 고개를 돌리는 것처럼 몸짓으로도 거절할 수 있어요. 그러한 행동도 상대방에게 "싫어요." 뜻을 전하는 방법이에요. 만약 내가 확실하게 말했는데도 계속 강요하면 그건 스킨십이 아니라 '폭력'이에요. 그럴 때 반드시 가까운 어른에게 도움을 청해야 해요.

반대로 상대방이 나에게 스킨십이 싫다고 표현하면 그걸 존중해야 합니다. "NO Means NO(아니라고 하면 진짜 아닌

거야).”라는 말처럼, 상대방이 싫다고 하면 정말 말 그대로 싫은 거예요. 확실하고 분명하게 거절 의사를 받으면, 이를 인정하고 멈추는 게 중요하답니다.

그리고 상대방이 동의해서 스킨십을 하게 되었더라도 도중에 불편해하거나 긴장하는 모습을 보이면 즉시 멈추고 상대방의 상황을 존중해 주세요. 마음과 달리 몸은 스킨십을 할 준비가 미처 안 됐을 수 있어요. 이처럼 사람마다 스킨십을 원하는 정도, 스킨십을 받아들이는 태도가 다르므로 항상 서로 동의를 구하고, 서로가 느끼는 스킨십에 대해 솔직하게 대화하면서 좋은 관계를 만들어 가면 좋겠어요.

나답게 멋지게! 사춘기 가이드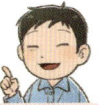

학교, 놀이터, 길거리, 버스나 지하철 등 다른 사람이 함께 있는 공공장소에서는 스킨십에 더욱 신중해야 해요. 누군가는 나의 행동을 불편하게 느낄 수 있으니 주변 사람들을 배려하는 마음이 필요하답니다.

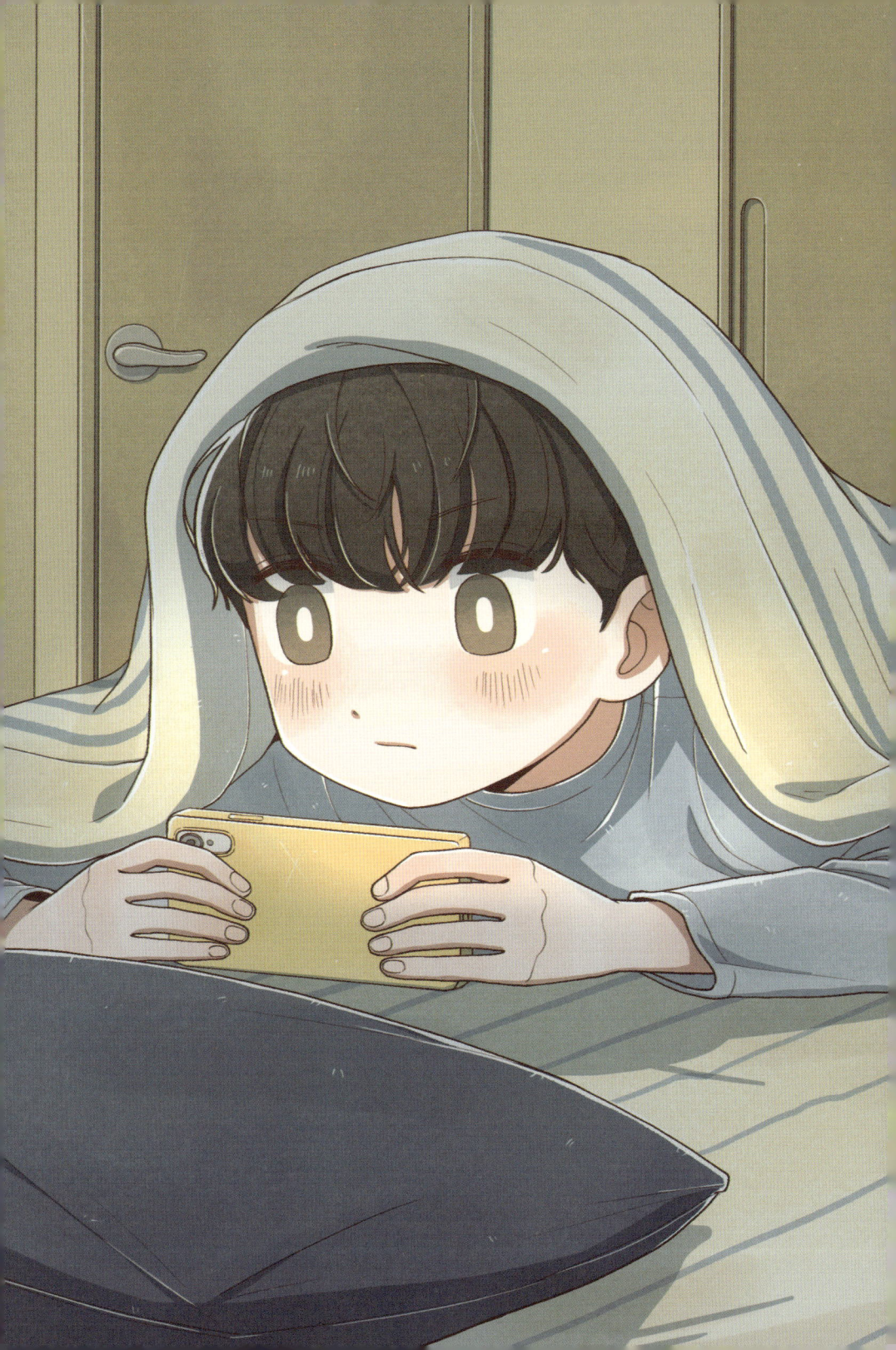

13 자꾸 야한 생각이 나요

문득문득 야한 생각이 떠올라요. 연인이 평범하게 데이트하는 영상만 봐도 야한 생각을 하게 되고, 머릿속에서 그 장면이 사라지지 않아요. 그만하려고 해도 야한 상상이 꼬리에 꼬리를 물고 이어져요. 어떡하죠?

성 충동   성적 욕구   성적 변화

✨ 성적 호기심은 자연스러운 거예요

사춘기에는 많은 변화가 일어나는데, 특히 성 호르몬이 활발히 분비돼요. 그래서 감정이 조금 더 복잡해지고 새로운 욕구가 생기기도 해요. 이성 친구에게 관심이 가고 그와 관련된 생각이나 성적 호기심이 커질 수 있지요. 이는 매우 자연스러운 일이고, 누구나 겪는 과정이에요. 이를 부끄럽게 여기거나 죄책감을 느낄 필요는 없답니다. 그보다 스스로를 너무 이상하게 여기지 말고, 성적 호기심이 생기는 내 모습을 인정해 보세요.

✨ 성적 자극을 부추기는 음란물 멀리하기

하지만 위와 같은 욕구를 충족시키기 위해 음란물이나 자극적인 영상을 일부러 찾아서 보는 건 조심해야 해요. 음란물은 인간의 자연스런 본능인 성적 궁금증과 호기심을 건강하게 풀어 주지 못하거든요. 오히려 성적 자극을 부추기고 충동적으로 행동하게 만들지요.

무엇보다 음란물에는 서로를 진심으로 아끼는 '진짜 사랑'이 없어요. 영상에 나오는 사람들이 서로를 정말 좋아해서 그런 행동을 하는 게 아니라, 그냥 보는 사람을 자극하려고 일부러 과장되게 행동하는 거예요. 말 그대로 잘 팔기 위해 만든 '가짜' 장면이지요. 그래서 음란물에 너무 빠지게 되면, 자칫 사랑에 대한 잘못된 인식을 가질 수 있고 왜곡된 상상에 갇힐 수 있어요. 진짜 사랑하는 사람을 만났을 때도 잘못된 행동을 할 수 있답니다. 따라서 음란물을 멀리하고 구별하는 것이 필요해요.

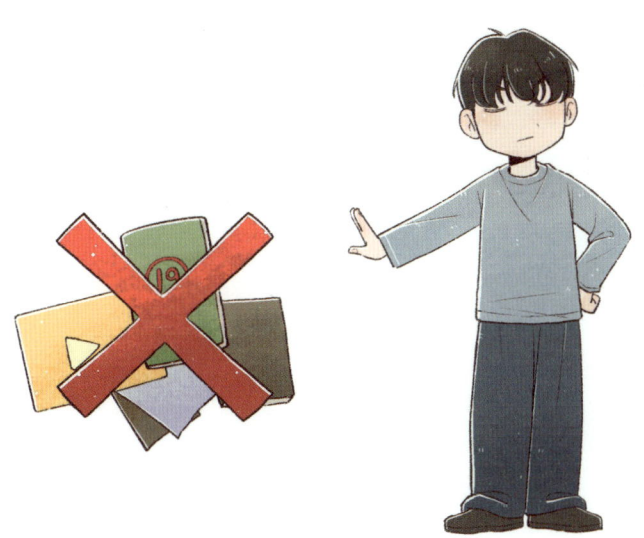

✨ 성적 상상을 건강하게 변화시키기

혹시 성적인 상상을 하는 것에서 그치지 않고 여러 미디어에서 관련 자료나 영상을 직접 찾아보나요? 그렇다면 여러분은 성적 자극에 끌려다니고 휘둘리고 있는 셈이에요. 그렇다고 스스로를 너무 비난할 필요는 없어요. 그보다 더 중요한 것은 야한 상상에 집착하지 않도록 자신을 조절하는 방법을 찾는 것이랍니다.

야한 생각이 자꾸 나서 괴로울 정도라면 다음과 같은 방법을 한번 시도해 보세요.

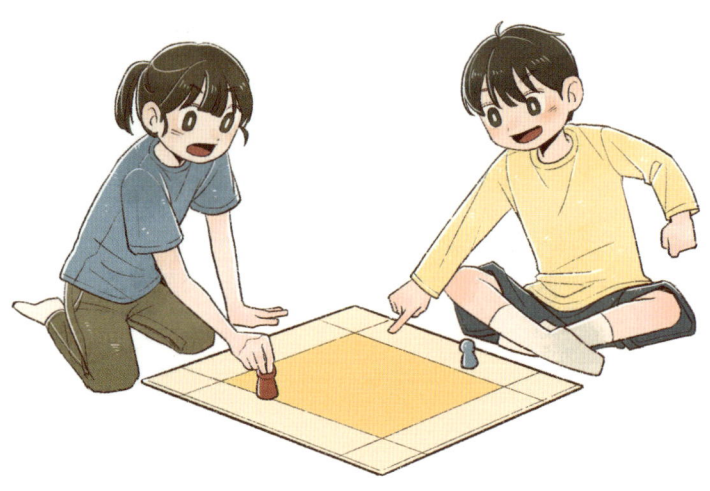

성적 상상을 줄이는 방법

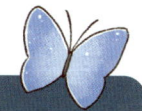

✦ **생각을 다른 데로 돌리기**
　머릿속에 자꾸 떠오르는 생각을 없애는 건 쉽지 않아요. 그럴 땐 다른 좋아하는 일을 찾거나 흥미있는 일에 집중해 보세요. 운동을 하거나 친구와 즐거운 놀이를 하면서 생각을 자연스럽게 바꿔 볼 수 있어요.

✦ **믿을 수 있는 어른과 이야기 나누기**
　이런 고민이 생기면 혼자서 끙끙 앓지 말고 부모님이나 믿을 수 있는 어른과 이야기해 보세요. 올바르게 행동할 수 있도록 도와주실 거예요.

✦ **마음을 편하게 해 주는 활동 찾기**
　그래도 계속 불편한 마음이 든다면 나를 편안하게 해 주는 일을 해 보세요. 좋아하는 음악을 듣거나 그림 그리기 같은 취미 활동을 하면 마음이 차분해질 수 있어요.

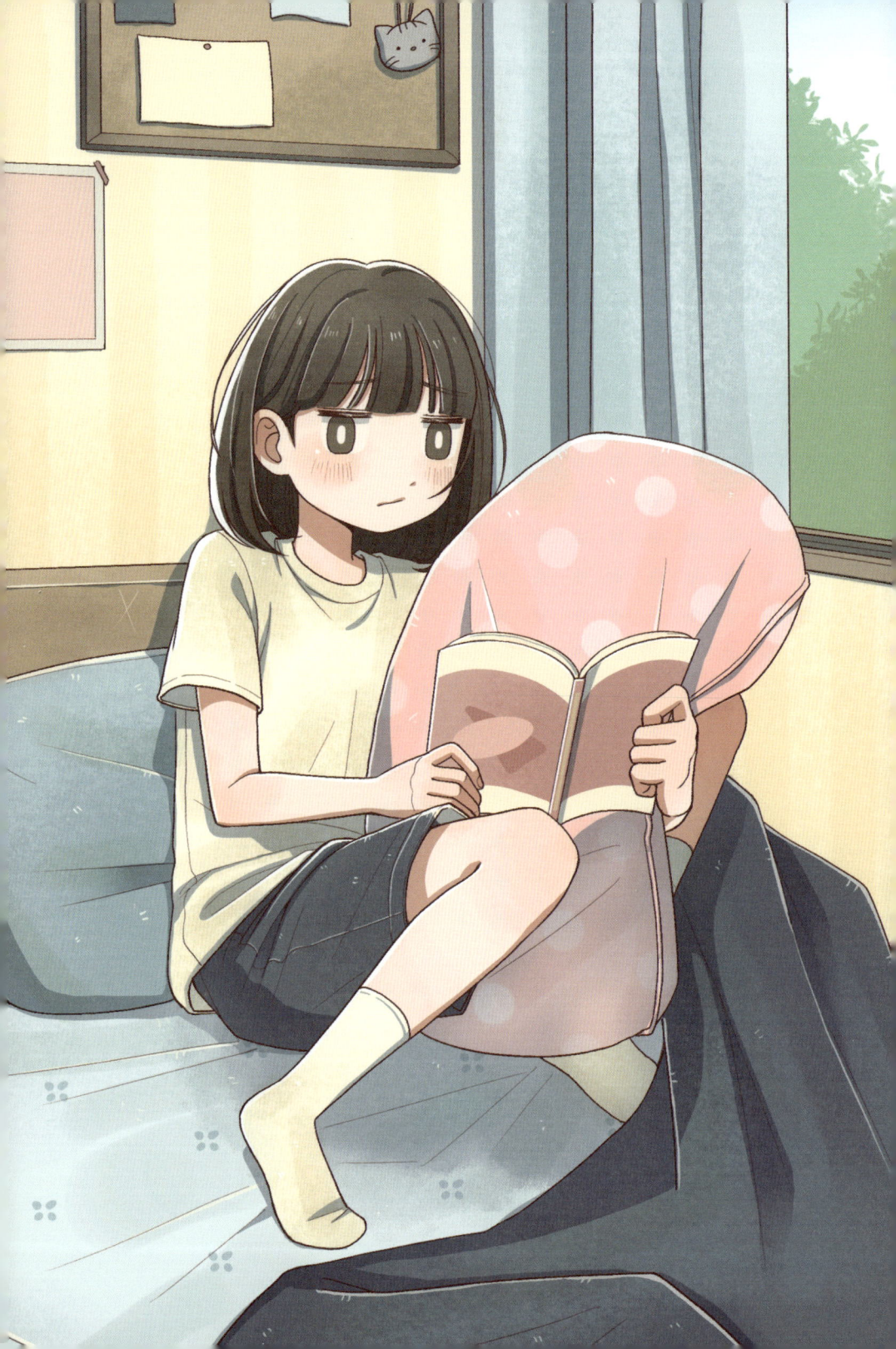

14 자위를 하니 죄책감이 들어요

침대에서 책을 읽던 중 베개에 성기가 닿았어요. 그런데 이상하게 기분 좋은 느낌이 들었어요. 그 뒤로 그 기분을 다시 느끼려고 나도 모르게 베개를 안게 돼요. 이래도 괜찮을까요? 혹시 내 몸에 안 좋을까 봐 걱정도 되고 죄책감도 들어요.

`자위` `자위에 대한 편견` `No 죄책감`

✨ 자위는 나쁜 행동이 아니에요

사춘기가 되면 우리 몸 안에서 성 호르몬이 많이 나온다고 했지요? 이로 인해 자연스레 성기에 대한 관심이 생기고 그곳을 만져 보고 싶은 마음이 들기도 해요. 이러한 마음을 직접 행동으로 옮기면, 그게 바로 '자위'예요.

자위는 스스로 내 몸을 만지면서 성적인 쾌감을 얻는 행동이에요. 모든 사람이 자위를 하는 건 아니지만, 사춘기를 지나는 많은 아이들이 자위 경험을 하게 돼요. 그 느낌이 궁금해서 해 보는 사람도 있고 실제로 기분이 나아지거나 편안해져서 계속하는 사람도 있지요. 또 전혀 관심이 없는 사람도 있고요. 이렇게 저마다 느끼는 바가 다르기 때문에 다른 사람과 비교하거나 걱정할 필요는 없답니다.

사실 우리는 아기 때도 손으로 눈, 코, 입을 만지듯 성기를 만지기도 했어요. 이는 자신의 몸을 알아 가는 자연스러운 과정이에요. 그러니까 자위를 했다고 해서 부끄러워하거나 죄책감을 느낄 필요는 전혀 없어요. 자위는 절대 나쁜 행동이 아니니까요. 오히려 몸을 만지면서 기분이 좋아지는 경험을 할 수 있고, 또 나의 성적인 욕구에 대해서 진지하게 생각해 보는 기회가 되기도 해요. 그래서 자위를 통해 성적인 호기심을 푸는 것을 무조건 나쁘게만 보는 건 옳지 않아요. 단, 만약 자위를 한다면 건강한 방법으로 하고 있는지 점검해야 해요. 또 스스로 조절할 수 있는지도 꼭 살펴야 하고요. 가장 중요한 건, 자신의 몸을 소중히 여기고 안전하게 행동하는 것이랍니다.

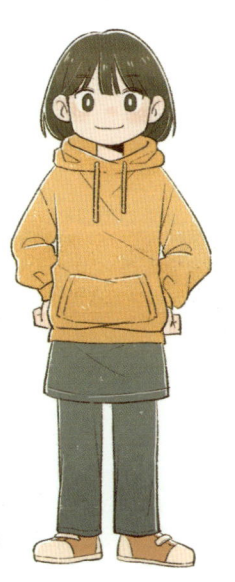
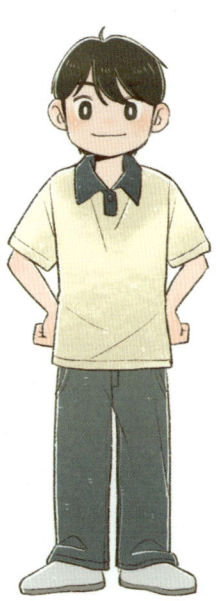

✨ 내 몸을 스스로 존중하고 조절하기

자위는 다른 사람과 공유하는 것이 아닌, 개인적인 공간에서 안전하고 편안한 마음으로 해야 해요. 혹시 누가 볼까 봐 불안한 마음으로 하는 것은 오히려 스트레스가 되고 몸에 해로워요. 그런데 횟수가 너무 많아지거나 점점 더 강한 자극을 찾다 보면 중독될 수도 있어요. 그러면 일상생활에 좋지 않은 영향을 줄 수 있지요. 심한 피로감을 주고, 지나치게 성적인 생각에만 집중해서 다른 중요한 일들을 소홀히 하게 될 수 있어요. 이럴 때는 반드시 멈추고 스스로 조절하고 있는지, 자신을 위로하는 것인지 해치는 것인지 살펴볼 수 있어야 해요.

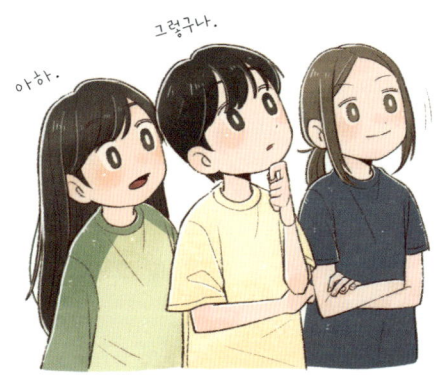

나답게 멋지게! 사춘기 가이드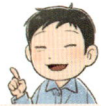

못다 한 자위 이야기

+ **너무 자주 하면 몸이 피곤해질 수 있어요**
자위를 너무 자주 하거나 세게 하면 몸이 피곤해지고 성기에 불편함이 생길 수 있어요. 특히 남자의 경우, 자주 자극을 주면 음경에 좋지 않은 영향을 주므로 횟수를 조절하는 게 좋아요.

+ **자위는 여자도 할 수 있어요**
자위는 남자만 하는 거라고 생각하는 사람들이 있는데, 그렇지 않아요. 여자도 몸에 대한 관심이 생기고 궁금한 마음이 들 수 있어요. 그런데 여자 몸에는 작은 자극에도 민감하게 반응하는 부분들이 있어서 오히려 더 자주 할 위험이 있어요. 따라서 중독되지 않도록 스스로 조절할 줄 알아야 해요.

+ **청결이 가장 중요해요**
자위는 내 몸을 만지는 일이기 때문에 무엇보다 손과 몸을 깨끗이 해야 해요. 손에 먼지나 세균이 있으면 성기에 염증이 생길 수 있어요. 내 몸을 소중히 여기고 아끼는 마음으로 조심스럽게 다뤄야 해요.

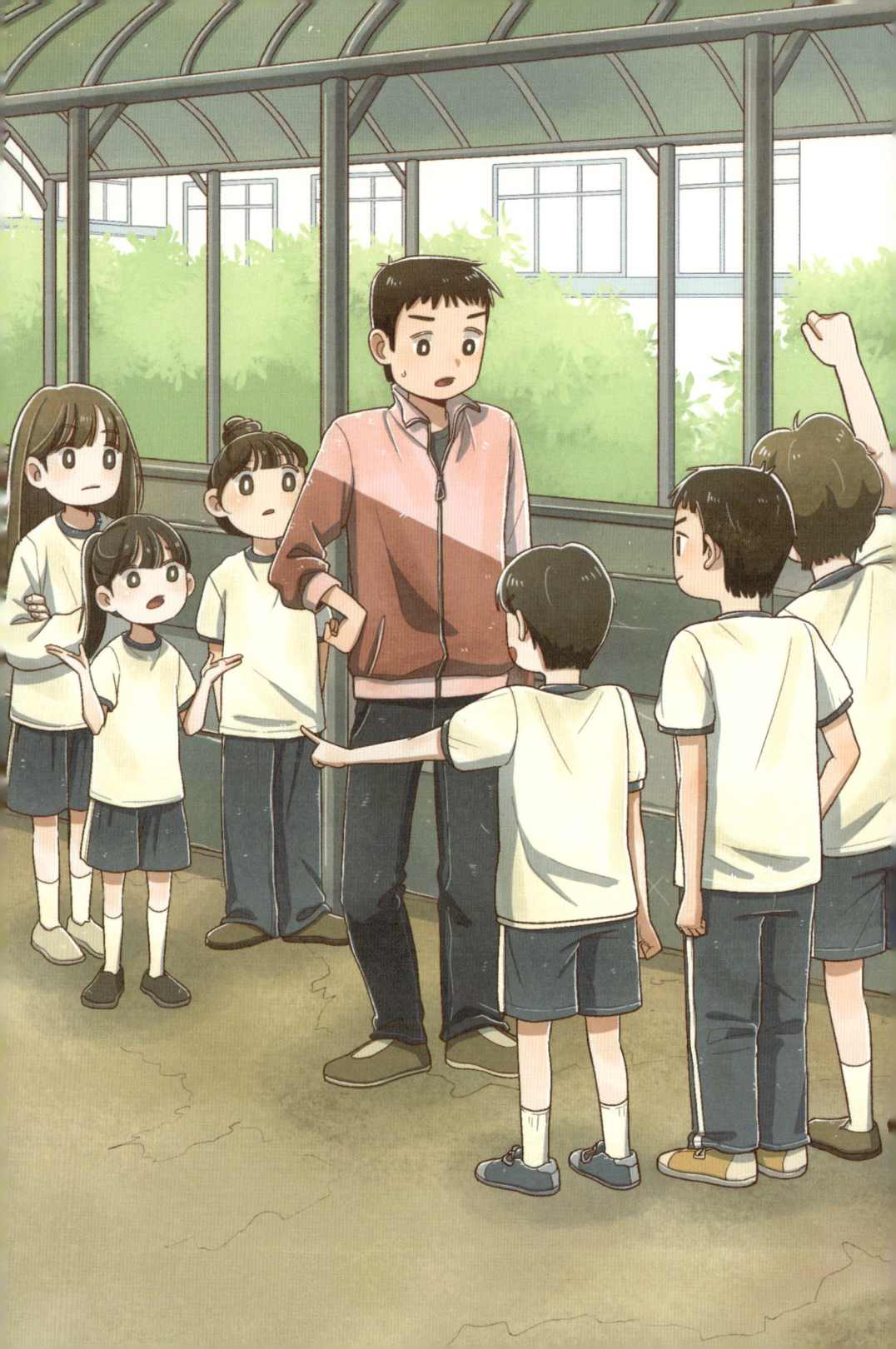

15 선생님이 여자만 배려해요

체육 시간에 피구를 하는데, 선생님이 자꾸 여자아이들 편만 들어요. "여자는 남자보다 약하니까 봐줘야 해." 하면서 무조건 양보하라고 해요. 심지어 판정도 남자아이들한테 불리하게 하고요. 정말 속상해요.

성평등   양성평등   차이와 차별   배려와 존중

여자에 대한 배려가 필요한 이유

'여성 배려', '여성 차별 금지'에 대한 뉴스나 기사를 한 번쯤은 봤을 거예요. 그런데 어떤 남자아이들은 "남자가 오히려 불이익을 당하고 손해 보는 것 같아요."라면서 답답해하기도 해요. 왜 이런 일이 생기는 걸까요? 우리는 그 이유를 한번 생각해 볼 필요가 있어요.

남자와 여자는 똑같이 소중하고 평등해요. 하지만 몸의 구조나 생식기는 다른 부분이 있지요. 예를 들어, 아기를 낳을 수 있는 자궁은 여자만 가지고 있어요. 이건 아주 특별하고 중요한 역할이에요. 그래서 단순히 "여자는 약하니까 도와줘야 해."가 아니라, 이렇게 다르기 때문에 더 따뜻한 배려가 필요하다는 거예요. 또 여성은 생리 때문에 도움이 필요한 순간이 있을 수 있어요. 이건 차별이 아닌 '차이'를 인정하는 것이고, 오히려 더 존중해야 할 이유랍니다.

반대로 남성이 힘이 세다고 해서 무리한 요구를 하거나 이를 우월함으로 여겨서도 안 돼요. 성별의 차이를 인정하되 이를 빌미로 편을 나누거나 갈등을 만드는 것은 공평하

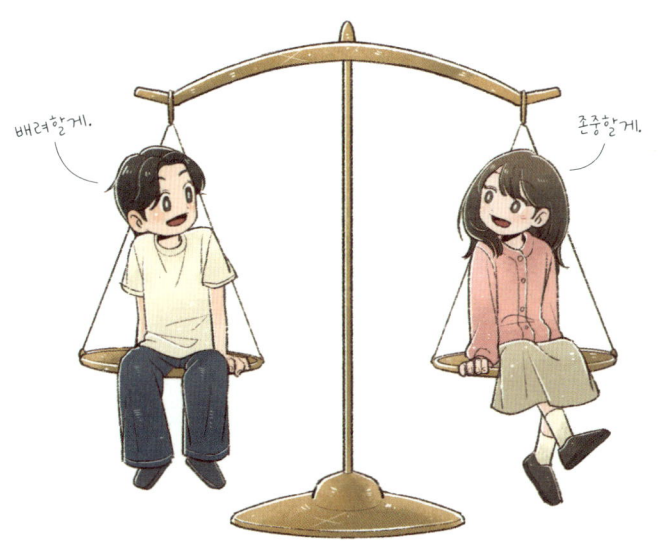

지 않아요. 우리는 성별을 넘어서, 누구든 약한 사람을 배려하는 마음으로 평등을 바라보아야 해요.

우리의 성, 과연 평등할까요?

'성평등'이라는 말, 들어 본 적 있나요? 성평등은 여자만 특별히 잘해 주자는 게 아니에요. 남자와 여자를 똑같이 소중히 여기고, 모두에게 공평한 기회를 주자는 뜻이에요.

아마 많은 친구들이 이런 말을 들어 보았을 거예요.

"여자애가 좀 얌전해야지. 그게 뭐니?"

"남자는 우는 거 아니야. 뚝!"

이는 남자와 여자의 차이를 차별로 만드는 말이에요. 물론 남자와 여자는 몸이 다르고, 그에 따라 하는 일도 조금씩 다를 수 있어요. 하지만 그 다름을 꼬투리 잡아 불공평하게 대하면 안 되지요. 예를 들어 체육 시간에 남자만 축구를 하고, 여자는 줄넘기만 해야 한다면 어떨까요? 축구를 좋아하는 여자아이와 줄넘기를 좋아하는 남자아이는 속상할 거예요. 누구든 자기가 좋아하는 운동을 선택할 수

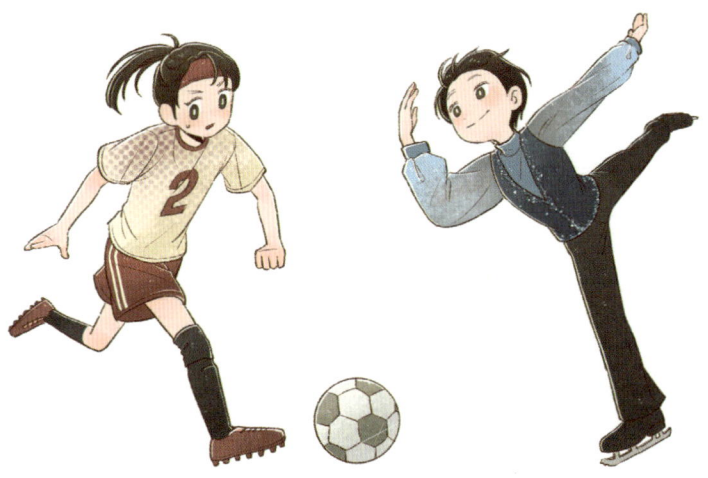

있어야 해요. 또 학교에서 여자아이들만 옷차림을 엄격하게 검사하고, 남자아이가 울면 "약해 빠졌다."고 놀리는 것도 성평등에 어긋나요. 이런 생각들은 모두 남자는 이래야 하고 여자는 저래야 한다는 고정 관념 때문에 생겼어요. 우리는 성별에 따른 차별 없이 공평한 시선으로 사람들을 바라보아야 해요. 서로의 모습을 있는 그대로 존중할 때 성평등에 한 발 더 가까워질 수 있답니다.

나답게 멋지게! 사춘기 가이드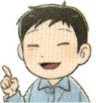

성평등을 위한 작은 실천

- 집안일을 분담할 때 '남자라서', '여자라서' 같은 이유로 역할을 정하지 않고, 상황과 능력에 맞게 나누세요.
- 장난감, 옷 색깔, 취미 등을 선택할 때 성별을 고려할 필요 없어요.
- "여자치고 잘하네.", "남자답게 좀 해."처럼 성별에 따른 기대가 담긴 표현은 하지 마세요.
- '여의사', '남자 간호사' 말고 '의사', '간호사'처럼 직업에서 성별의 차이를 줄이는 말을 사용해요.

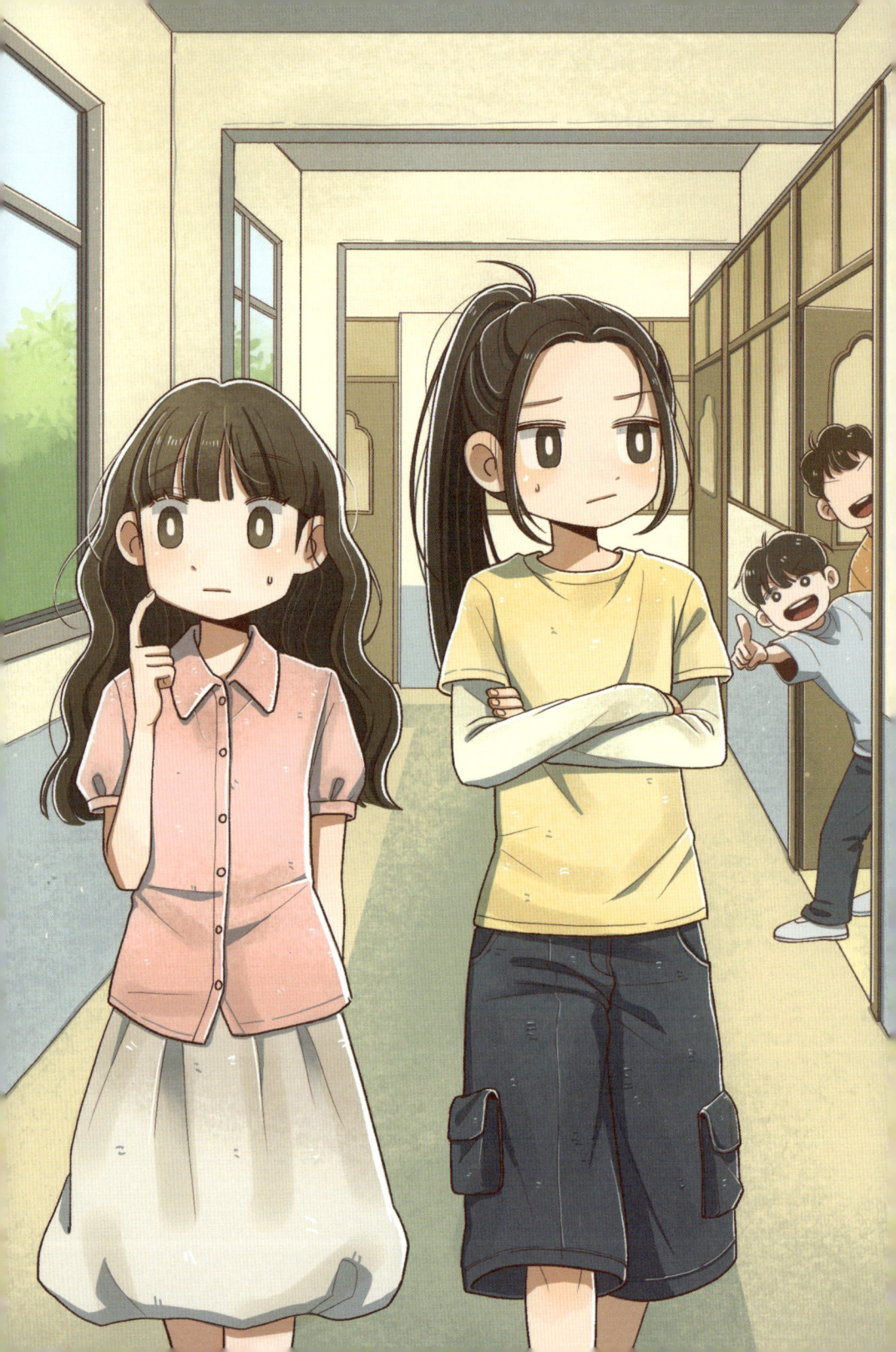

16 친구와 너무 친해서 오해를 받아요

우리는 정말 친한 친구예요. 관심사도 비슷하고 성격도 잘 맞아서 같이 있으면 진짜 신나요. 그런데 친구들이 그런 우리를 보고 "사귀냐?", "동성애자냐?" 하면서 놀려요. 그럴 때마다 짜증 나고 친구랑도 괜히 어색해져요. 혹시 이러다 동성애자로 낙인 찍히는 것 아닐까요?

`성 소수자` `차이에 대한 인정과 존중`

진정한 우정을 놀려선 안 돼요

　동성 친구와 매우 가까운 사이라면 손을 잡거나 팔짱을 끼는 등 얼마든지 그 우정을 몸으로 표현할 수 있어요. 특히 사춘기 때는 부모님이나 가족보다 친구에게 더 끈끈한 유대감을 느끼기 때문에 이런 행동이 자연스럽게 나오지요. 그런데 단순히 동성 친구끼리 친하다고 해서 동성애라고 하지는 않아요. 따라서 두 친구의 우정을 연인 사이인 것처럼 왜곡하고 놀리는 것은 옳지 않답니다. 친구들에게 큰 상처가 될 수 있고 자칫 두 친구 사이를 어색하게 만들 수 있으니까요. 이는 심각한 언어 폭력이 될 수 있으니 조심하도록 해요.

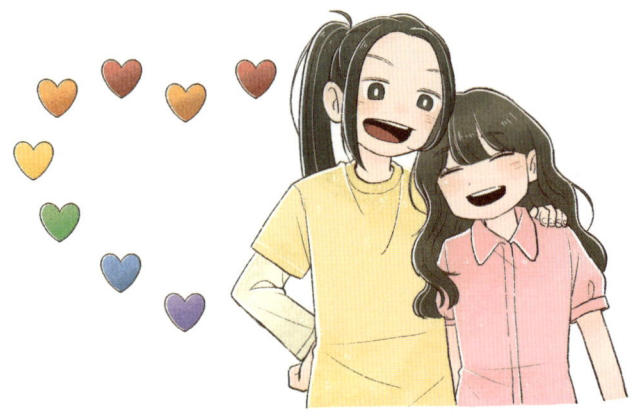

다양한 형태의 사랑이 존재해요

세상에 다양한 사람이 있듯이, 사랑의 모습도 제각기 달라요. 다양한 사랑을 지지하지 않더라도 서로를 존중하고 인정하는 마음이 필요해요. 나와 다를 수 있음을 인정하고 아껴 주는 마음, 그것이 바로 인간을 존중하는 성숙한 태도랍니다. 따라서 각자 선택한 사랑의 방식에 대해 근거 없이 비난하거나 놀리는 행동은 하지 말아요. 상대방에게 큰 상처가 될 수 있으니까요.

나답게 멋지게! 사춘기 가이드

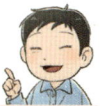

소수자와 차별

소수자는 인종, 문화, 종교 문제 등에서 다수의 사람들과 구별되는 적은 수의 사람들을 말해요. 성 소수자, 다문화 가족, 장애인, 외국인 근로자 등이 소수자에 속하지요. 문제는, 다수의 사람들과 다르다는 이유로 소수자들이 부당한 대우를 받는 경우가 있어요. 이는 엄연히 '차별'이에요. 그 누구도 다른 사람을 차별할 권리는 없어요. 우리가 존중하고 이해하려 노력할 때 함께 행복하게 살 수 있답니다.

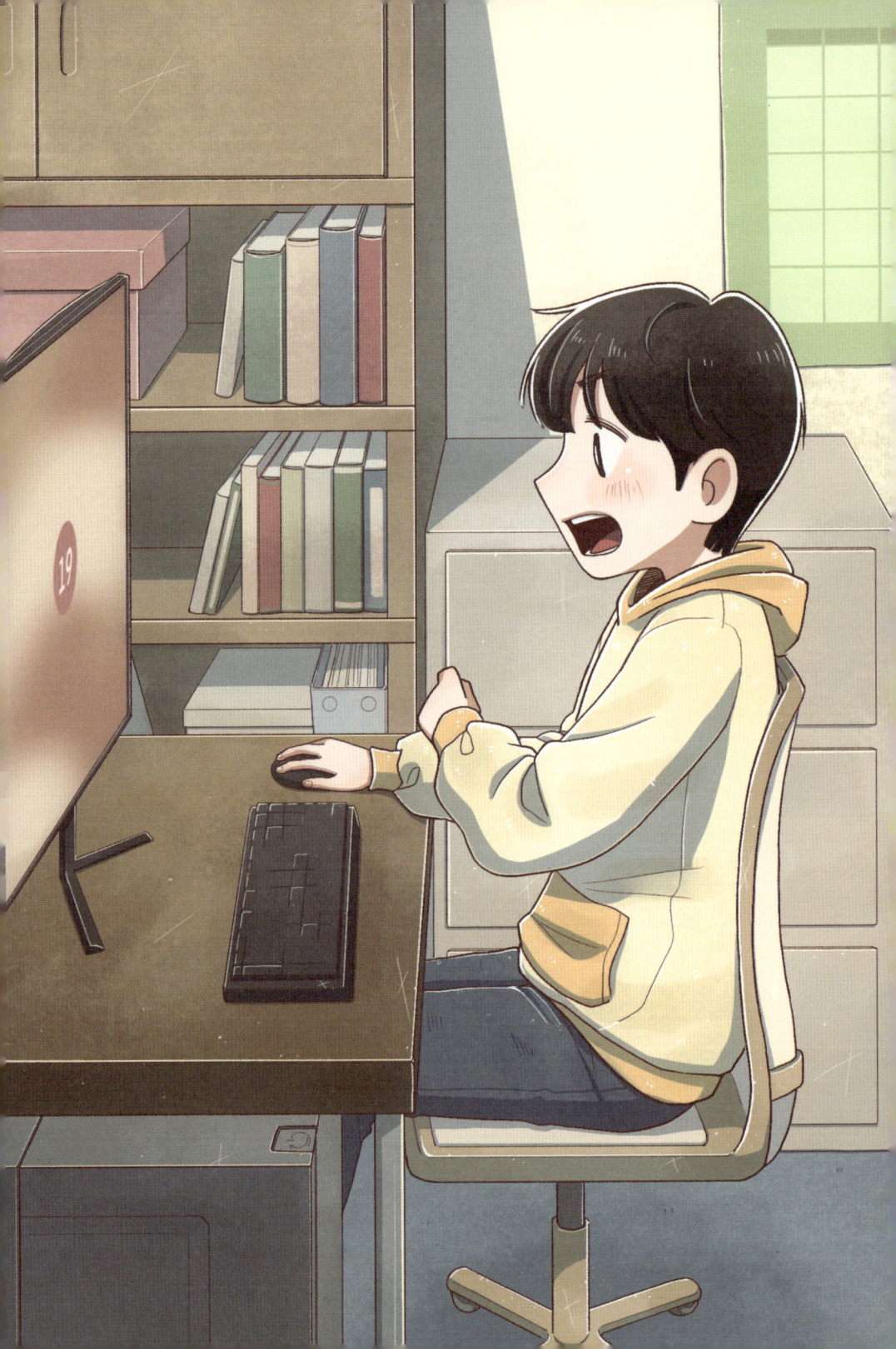

17 우연히 야동을 봤어요

인터넷에서 광고를 잘못 눌렀는데, 성인 사이트와 연결되더니 갑자기 야한 사진과 영상들이 우르르 떴어요. 말로만 듣던 야동을 직접 보니 가슴이 막 뛰었어요. 놀라서 얼른 껐는데 이상하게 야동이 자꾸 생각나고 궁금해요. 어떻게 하면 좋을까요?

`음란물` `불법 촬영물` `성적 대상화`

'야동'이 아니라 '음란물'이에요

우리는 성적 표현물인 음란물을 흔히 '야동(야한 동영상)'이라고 불러요. 줄임말로 손쉽게 부르고, 어감이 조금 장난처럼 느껴져서 많은 친구들이 심각하게 생각하지 않는 것 같아요. 그러나 정확하게 말하면 야동이 아니라 음란물입니다.

음란물은 되도록 안 보는 게 가장 좋지만, 요즘 인터넷이나 앱 사용이 빈번하다 보니 우연히 접하는 경우가 꽤 많아요. 음란물을 처음 접했다면 깜짝 놀라거나 당황스러울 거예요. 그러나 계속 보다 보면 점점 익숙해지고 나중에는 더 자극적인 걸 찾는 경우도 있어요. 그 이유가 뭘까요?

우리 뇌는 자극을 자주 받으면 그걸 쉽게 기억하고 빠르게 반응하는 '자극 고속도로'를 만들어요. 그래서 점점 더 멈추기 어려워지지요. 이로 인해 여러분의 학교생활이나 소중한 일상이 흐트러질 수 있어요. 성에 대한 호기심은 자연스러운 일이지만, 음란물에 빠지는 건 위험하기 때문에 걸러 낼 수 있어야 해요.

음란물은 인권을 침해하는 불법 콘텐츠

혹시 알고 있나요? 우리나라에서는 음란물을 만들거나 퍼뜨리는 것이 불법이에요. 그래서 음란물을 보는 것도, 친구에게 링크 주소(URL)를 보내는 것도 법에 어긋나는 일이죠. 그런데 많은 친구들이 이 사실을 잘 모르고, 별일 아니라고 생각하는 경우가 많아요. 하지만 이러한 인식 때문에 음란물이 계속 퍼지는 것이랍니다.

그래서 혹시라도 음란물을 보게 됐다면 해당 사이트는 신고 및 차단하고, 영상은 없애는 게 좋아요. 그리고 이상한 광고나 사이트는 아무리 궁금해도 절대 열지 않도록 조심해야 하고요. 조금 어렵게 느껴질 수 있지만, 작은 결심과 실천이 스스로를 지키는 가장 쉬운 방법이랍니다.

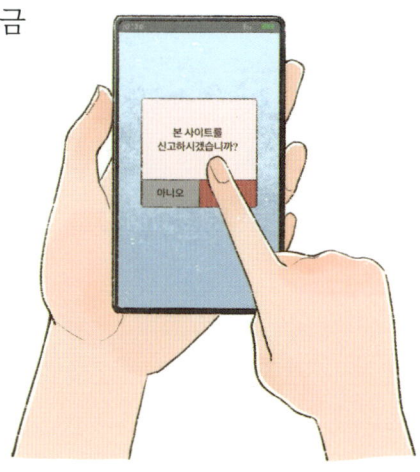

무엇보다 음란물에는 성에 대해 잘못된 생각을 심어 주는 내용이 많아요. 특히 여성을

물건처럼 다루면서 함부로 대하는 모습이 담긴 경우도 있어요. 요즘에는 어린이·청소년이 나오는 음란물이나 몰래 찍은 영상, 합성한 영상이 점점 늘어나고 있어요. 이는 모두 다른 사람의 인권을 심각하게 해치는 일이에요. 특히 당사자의 허락 없이 퍼뜨리는 영상은 '성 착취 불법 영상물'이라고 해서, 반드시 처벌받아야 하는 무거운 범죄예요. 따라서 지나치게 과장된 내용, 누군가의 인격을 빼앗는 모습이 많이 보이는 음란물은 비판적으로 바라보고 멀리하는 태도가 아주 중요해요.

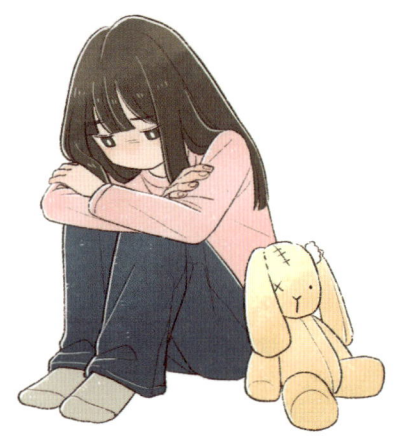

나답게 멋지게! 사춘기 가이드

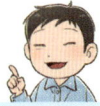

'성적 대상화'란, 어떤 한 사람을 자기 욕심(성적인 욕구)을 채우기 위한 물건으로 생각하는 거예요. 대개 여성이나 어린이, 장애인처럼 힘이 약한 사람들이 성적 대상화의 표적이 돼요. 예를 들어 볼까요? 다음의 예시가 모두 성적 대상화에 해당된답니다.

+ 다른 사람의 몸이나 특정 신체를 쳐다보는 것
+ 음란한 대화, 성적인 별명을 붙이며 놀리는 것
+ "가슴이 크다.", "몸매가 좋다." 같은 말로 상대를 평가하는 것
+ 미디어, 인터넷 밈, 유행어 등을 이용해 성적으로 비하하는 것

위와 같은 행동이 잘못되었음을 정확히 알고, 나부터 그런 행동을 하지 않도록 조심하는 것이 중요해요. 그리고 다른 사람이 이런 행동을 할 때 그건 옳지 않다고 말할 수 있는 용기도 필요해요.

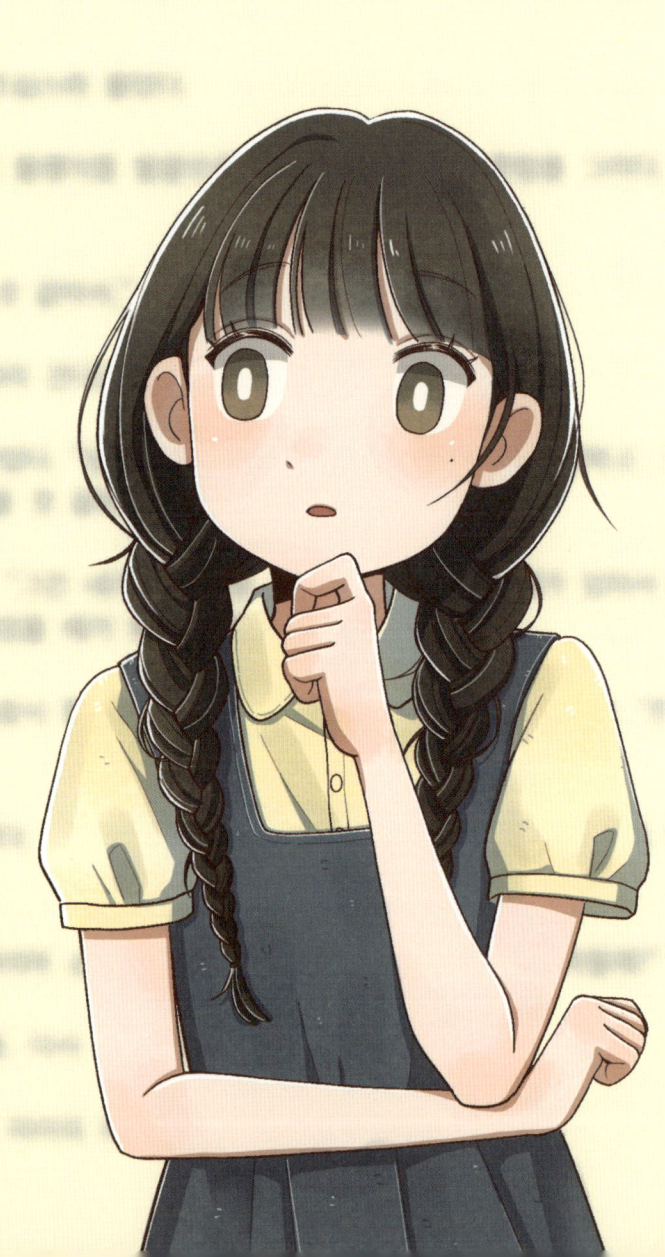

18. 팬픽과 웹소설도 음란물이에요?

인터넷 카페에서 팬픽 읽는 것을 좋아해요. 너무 재미있어서 멈출 수가 없어요. 한번은 팬픽에 푹 빠져서 학원 가는 시간도 깜빡한 적이 있어요. 그런데 초등학생이 보기에는 야한 장면이 조금 많이 나오던데요? 혹시 팬픽도 음란물인가요?

팬픽 웹소설 19금 웹툰 미디어 리터러시

✨ 성적 묘사가 과한 콘텐츠는 위험해요

많은 친구들이 '웹소설'과 '팬픽'을 즐겨 읽지요. 그중 웹소설은 정식으로 만들어져서 플랫폼에 연재되는 이야기로, 웹소설을 보는 것 자체는 문제가 아니에요.

그런데 성적 묘사의 수위가 높은 팬픽이나 소설은 달라요. 팬픽은 주로 인터넷 커뮤니티나 카페에서 사람들이 직접 쓰는 이야기예요. 다 그런 건 아니지만, 어떤 팬픽들은 성적인 장면을 아주 자세하고 자극적으로 묘사하기도 해요. 그래서 마치 글로 된 음란물처럼 느껴지고, 잘못된 성적 캐릭터 묘사 때문에 왜곡된 성 지식을 심어 줄 확률이 높아요.

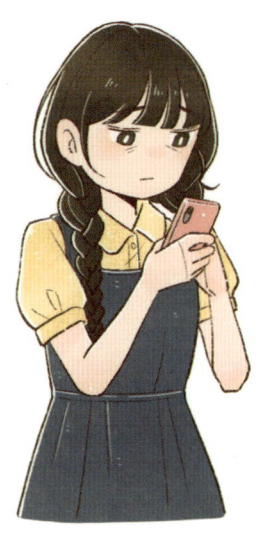

그래서 처음에는 그저 재미로 팬픽을 읽던 친구들이 더 자극적인 내용만 찾게 되는 경우도 있어요. 그로 인해 현실과 이야기 속 상황이 헷갈리기도 하고, 읽고 난 뒤 죄책감이나

혼란스러운 감정이 생기기도 해요.

따라서 팬픽의 내용이 나에게 어떤 영향을 주는지 한번 생각해 보면 좋겠어요. 조금이라도 마음이 불편하거나 걱정이 된다면 다양한 장르의 콘텐츠를 골고루 보는 습관을 키우고, 성적인 중독이 강한 팬픽에 휘둘리지 않도록 스스로 조절하는 힘을 키워 보세요.

미디어 리터러시 능력을 키워요

자극적인 내용을 자꾸 접하다 보면 금세 익숙해져서 점점 더 센 자극을 찾게 돼요. 그러다 결국 불법적인 방법으로 음란물을 찾기에 이르지요. 이런 행동이 습관처럼 반복되면 나도 모르게 음란물에 중독될 수 있어요. 그러면 성에 대해 잘못된 생각이나 부정적인 감정을 갖게 될 수 있으니 조심해야 해요.

그래서 우리는 음란물처럼 위험한 콘텐츠와 그 속에 숨겨진 나쁜 메시지를 알아차릴 수 있는 능력을 길러야 해요.

요즘처럼 인터넷에 정보가 넘쳐 나는 시대에는 '이게 진짜 괜찮은 콘텐츠일까?' 하고 한 번 더 생각해 보는 습관이 필요하답니다. 이렇게 비판적인 눈으로 콘텐츠와 세상을 정확히 읽어 내는 능력을 '미디어 리터러시(Media Literacy)'라고 해요.

좋은 콘텐츠와 나쁜 콘텐츠는 언제나 함께 공존해요. 그중

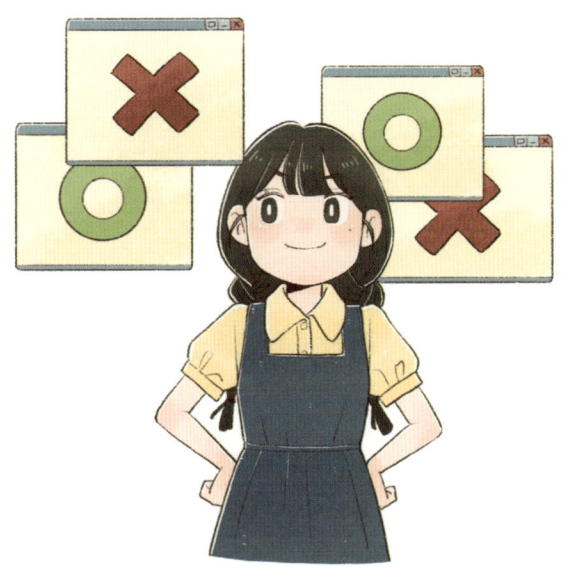

어떤 콘텐츠를 소비할지는 여러분의 선택에 달려 있지요. 우리 모두가 '나부터라도 건강하고 바른 콘텐츠를 봐야지.'라는 생각으로 선택한다면, 그 선택이 모여 큰 힘을 발휘할 거예요. 그러면 이를 토대로 올바른 콘텐츠 문화가 자리를 잡으면서 건강하고 멋진 콘텐츠가 많이 만들어질 거예요.

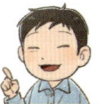

나답게 멋지게! 사춘기 가이드

건강한 미디어 이용법

- 누가 만들었는지, 합리적 의심으로 사실을 확인해요.
- 일방적인 콘텐츠나 가짜 뉴스를 구별하고 콘텐츠의 내용을 비교하며 이용해요.
- 미디어에 지나치게 의존하면 정작 일상에서 중요한 것을 놓칠 수 있어요. 미디어 사용량을 줄이고 책 등을 통해 정보의 균형을 맞추세요.
- 19금 웹툰이나 시청 연령 제한이 있는 콘테츠를 모아 서비스하는 곳은 불법 중계 사이트예요. 불법은 절대 이용해선 안 돼요.

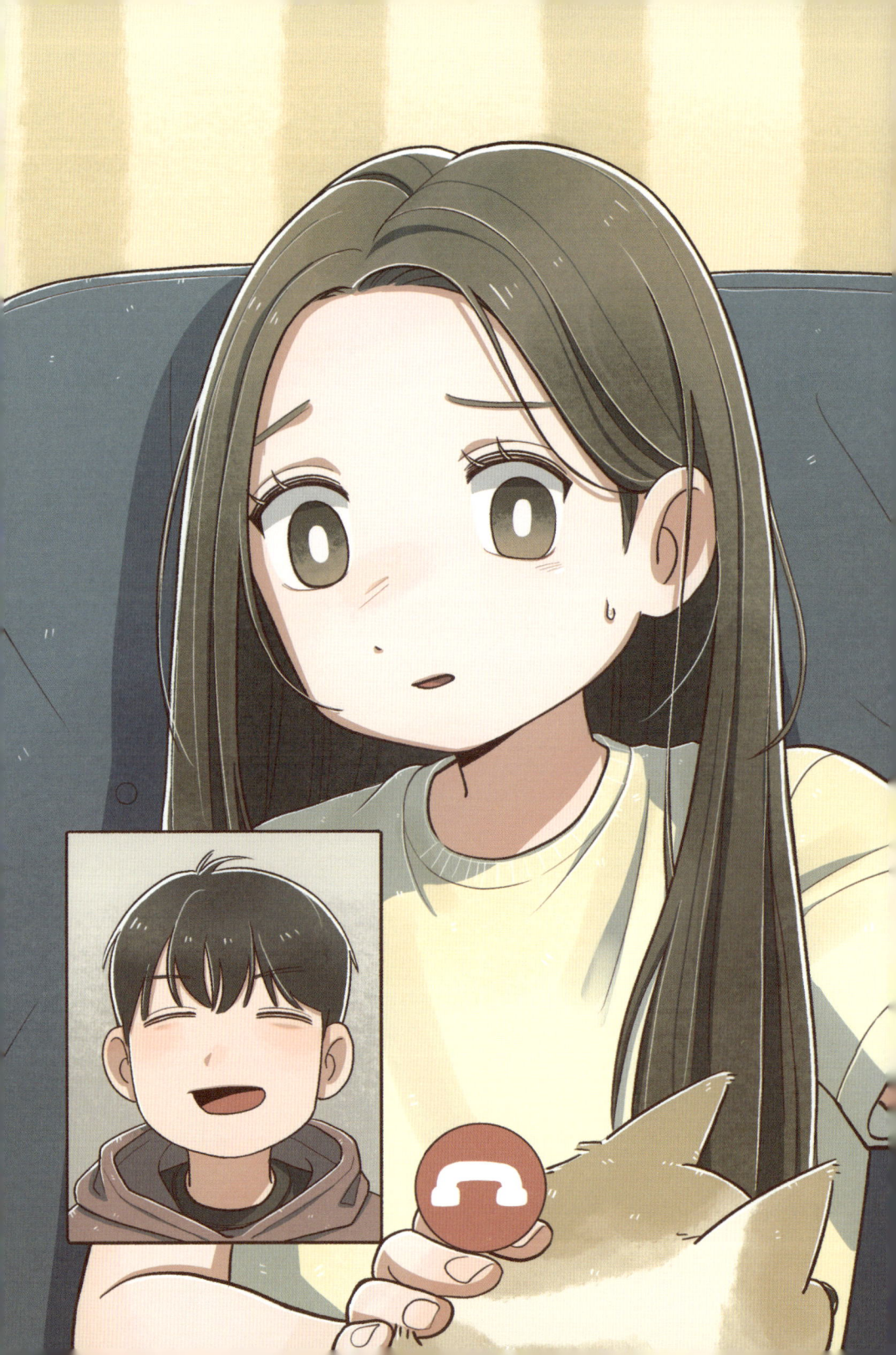

19 채팅으로 만난 오빠가 몸 사진을 보내래요

오픈 채팅에서 알게 된 중학생 오빠와 사귀게 되었어요. 그런데 어느 날, 오빠가 내 가슴 사진을 찍어서 보내라는 거예요. 어이가 없어서 거절했더니, 사진을 보내지 않으면 우리가 주고받은 메시지와 사진을 다 공개하겠다고 협박했어요. 그동안 내가 보낸 사진이나 영상이 온 세상에 퍼진다고 생각하니 너무 무서워요.

오픈 채팅 온라인 그루밍 몸캠피싱

✨ 소중한 몸을 함부로 내보이지 마세요

  갑자기 몸 사진을 요구해서 정말 놀랐겠어요. 뿐만 아니라 이렇게 협박을 받으면, 이미 보낸 사진이나 영상이 퍼질까 봐 몹시 두려울 거예요. 익명 뒤에 숨은 그 사람은 여러분의 이런 불안한 심리와 약점을 이용해 더 큰 요구를 하거나 더 많이 협박할 겁니다.

  이러한 상황을 '그루밍 성범죄'라고 해요. 가해자는 처음엔 좋은 말만 하거나 선물을 주면서 피해자의 마음을 얻어요. 그러다 갑자기 태도가 바뀌면서 성적인 요구나 협박을 하고 피해자를 고립시키는 등 본색을 드러내지요.

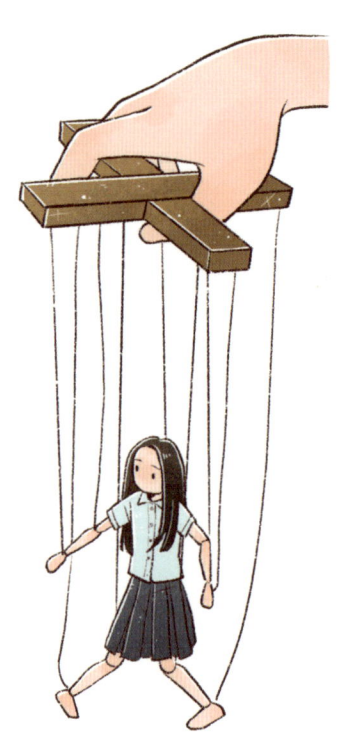

  처음에는 좋아하는 사람이기 때문에 상대방의 행동이 성범죄인지 아닌지 판단하기 어려울 수 있어요. 그러나 상대방의 요구가

불쾌하고, 마음이 불안해진다면 절대 받아들여서는 안 돼요. 내가 요구를 거부했을 때 상대방이 돌변하거나 거칠게 위협한다면 두 사람은 정상적인 관계, 건강한 관계가 아니에요. 채팅을 통해 사진을 보냈다 해도 보호받을 수 있으니 혼자서 걱정하지 말아요. 믿을 수 있는 어른이나 도움을 주는 기관에 알려 위험한 상황에서 벗어나도록 하세요.

몸캠피싱을 조심하세요

'몸캠피싱'이라는 말을 들어 보았나요? 채팅이나 SNS에서 알게 된 사람이 영상 통화를 하자며 접근해서는 통화하는 사이 휴대폰을 몰래 해킹해 친구나 가족에게 부끄러운 영상을 퍼뜨리겠다고 협박하는 범죄예요. 처음에는 친한 친구처럼 굴거나 연인처럼 행동해서 은밀한 사진이나 영상을 보내도록 하는 경우가 많아요. 그래서 어린이나 청소년이 피해를 보기 쉬워요.

만약 이런 일을 겪게 된다면 부모님께 바로 말씀드리고

사이버 수사대에 신고해야 해요. 협박 메시지를 모두 캡쳐해 증거 자료로 남기고, 가해자의 어떤 요구에도 절대 응하지 마세요. 그리고 내 연락처에 있는 모든 사람에게 해킹 사실을 알려 주어야 한답니다.

명심해야 할 디지털 세상 속 수칙

우리는 SNS나 채팅 앱을 통해 많은 사람들과 이야기를 나누며 친구가 되는 세상에 살고 있어요. 참 신기하고 재미있지만, 세상에는 좋은 사람만 있는 건 아니에요. 어떤 사람은 나쁜 의도를 숨긴 채 나를 좋아하는 척 친절한 웃음을 지으며 다가오기도 해요. 그렇게 나를 속인 뒤 이익을 챙기기 위해 협박을 시작하지요. 그러니

한 번도 만나 본 적 없는 사람이 나에 대해 너무 많이 알고 있거나 나와 너무 잘 맞는 것 같다면, 한 번쯤 의심해 볼 필요가 있어요. 그리고 이름, 학교, 집 주소, 전화번호 같은 개인 정보는 절대로 말하면 안 돼요. 혹시 상대방이 "너무 매정한 거 아니야?"라고 말해도 단호하게 거부하세요. 이러한 행동이 여러분을 위험한 디지털 범죄로부터 지켜 주는 가장 확실한 방법이니까요.

나답게 멋지게! 사춘기 가이드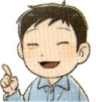

디지털 세상에서 나를 지키는 방법

- 오픈채팅에서 개인톡, 1:1 대화로 넘어가지 않게 주의하세요.
- 나의 정보를 너무 잘 알고 있거나 기프티콘 같은 선물로 호의를 베푸는 사람은 경계해요.
- SNS에서 알게 된 사람과는 실제로 만나지 말고, 주변 사람들에게 이 상황을 알려 판단해요.
- 이용하는 콘텐츠나 사이트에 신고 기능이 있는지 확인하고, 도움이 필요할 경우 여성긴급전화(1366), 112신고포털(112), 디지털성범죄지원센터로 연락하세요.

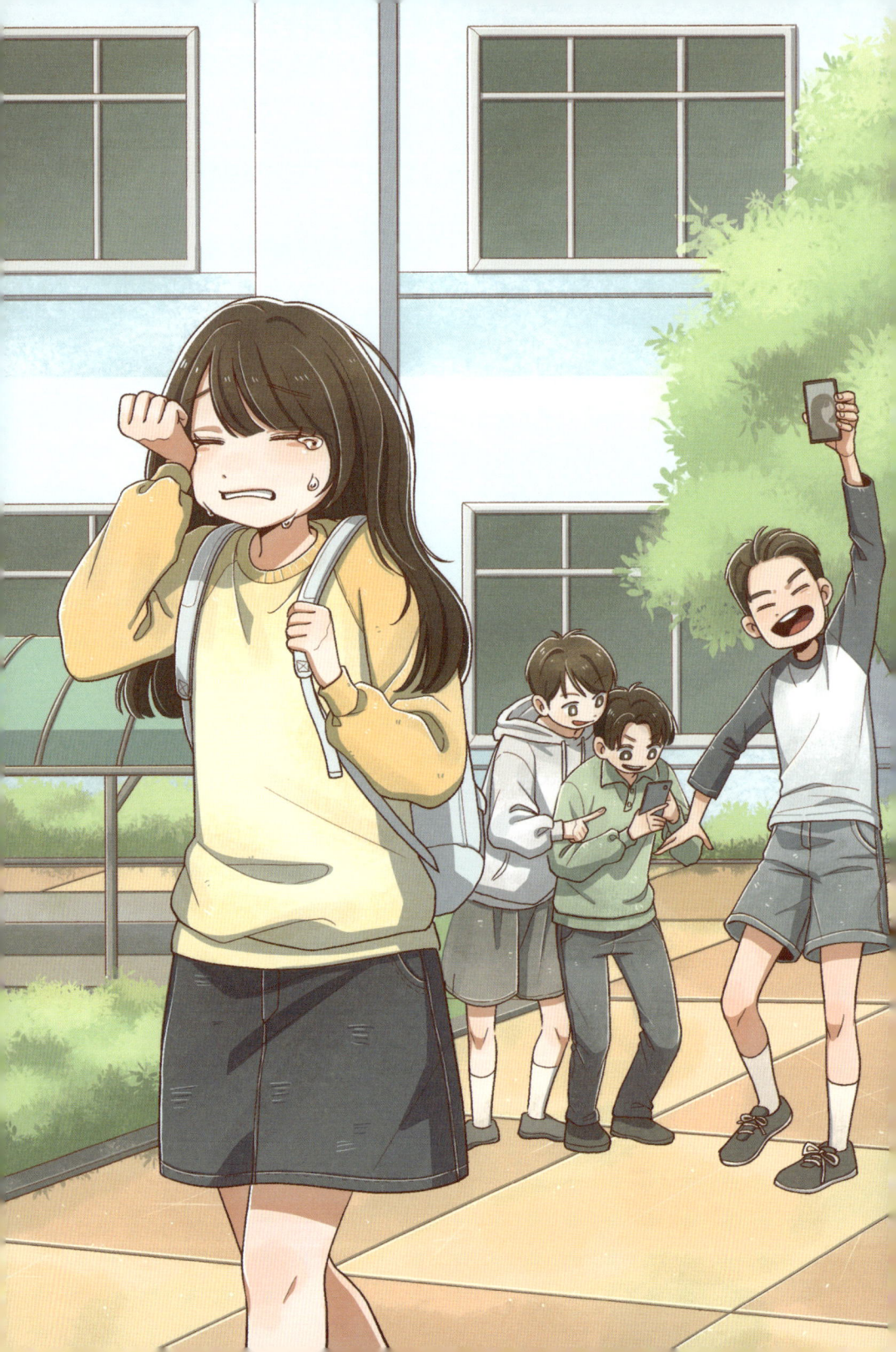

20 친구가 내 얼굴을 합성해 단톡방에 올렸어요

옆 반 남자아이가 저에게 고백했는데, 정중하게 거절했어요. 그런데 다음 날, 옆 반 친구가 와서 단톡방에 올라온 사진을 보여 주었어요. 내 얼굴과 야한 사진을 합성한 가짜 사진이었죠. 너무 수치스러워서 당장 그 아이에게 사과하라고 했어요. 하지만 "그냥 장난이었다."면서 지금까지 사과도 하지 않아요. 어떡하죠?

`허위 영상` `딥페이크` `디지털 성범죄`

딥페이크는 '장난'이 아니라 '범죄'예요

요즘에는 '딥페이크(Deepfake)' 기술로 진짜처럼 보이는 가짜 사진이나 영상을 쉽게 만들 수 있어요. 이를 허락도 없이 SNS에 퍼뜨리는 것은 상대방을 아주 아프게 하는 행동이고 큰 범죄예요. 그런데 많은 친구들이 이런 행동을 "그냥 장난친 거야.", "다들 하니까 나도 해 봤어."라면서 가볍게 여겨요. 재미있는 영상처럼 보여서 '밈'이라고 부르며 따라 하는 친구들도 있지요.

하지만 누군가 여러분 얼굴을 이상한 영상에 합성해서 친구들한테 돌린다면 기분이 어떨까요? 너무 창피하고, 무섭고, 속상하지 않을까요? 상대방도 똑같이 느낀다는 걸 꼭 명심하세요. 그래서 딥페이크처럼 상대방을 놀리거나 상처 주는 영상은 절대 만들거나 퍼뜨려선 안 돼요.

그중에서도 딥페이크를 활용해 성적인 분위기를 강조한 영상을 만들어 성적 수치심을 주는 것을 '딥페이크 성범죄'라고 해요. 분명 진짜가 아닌 가짜 영상이지만, 이를 본 사람들은 진짜라고 믿고 영상 속 사람에 대해 오해하거나

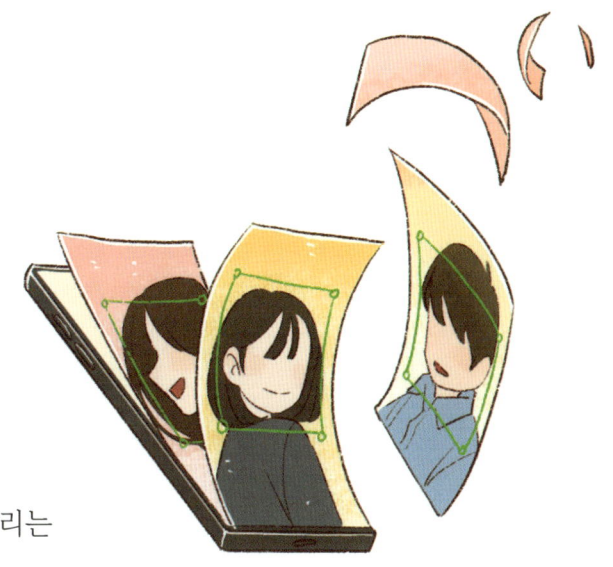

비난하고 따돌리는 일까지 생기기도 해요.

그러면 피해자는 큰 수치심을 느끼고 학교생활이나 일상생활까지 힘들어질 수 있어요.

   그리고 아주 중요한 사실이 있어요! 딥페이크 영상을 만든 사람뿐 아니라 영상을 갖고 있는 사람, 친구에게 보내는 사람, 재미로 보는 사람도 모두 법으로 처벌받을 수 있어요. 따라서 친구에게 보내거나 퍼뜨리는 행동은 절대 하지 마세요.

   혹시 딥페이크 성범죄의 피해자가 되었다면 가장 먼저 해야 할 일은 혼자 고민하지 말고 곧장 어른에게 알리는 거예요. 그리고 다음의 내용을 꼭 기억해 두세요.

+ 힘들고 무섭더라도, 영상이나 사진을 지우지 말고 보관하세요. 가해자의 아이디, 주고받은 대화, 통화 내역도 저장하세요. 이 모두가 중요한 증거예요.

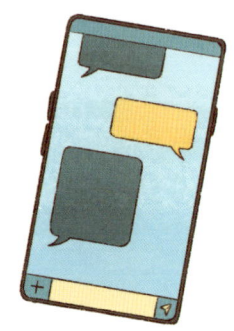

+ 사이트나 앱에 영상이 올라갔다면, 주소(URL)를 캡처해 경찰, 선생님, 부모님께 바로 알려요. 그래야 영상을 빠르게 지우고 퍼지는 것도 막을 수 있어요.

그런데 이런 일을 미리 예방할 방법은 없을까요? 딥페이크 성범죄가 사회적 문제로 크게 떠올랐을 때, 많은 초등학생들이 자신의 SNS 계정을 비공개로 바꿨어요. 왜냐하면 내 사진을 아무나 볼 수 있게 해 두면 누군가 몰래 가져가서 나쁜 의도로 쓸 수 있기 때문이에요. 사진이나 영상을 인터넷에 올릴 땐 누군가 악용할 수도 있다는 걸 기억하고 업로드할 때 한 번 더 확인해야 합니다. 또 내가 이용하려는 자료에 타인의 정보가 들어 있지 않은지 확인하세요. 챗

나답게 멋지게! 사춘기 가이드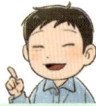

'프라이버시'는 나의 사생활, 다른 사람에게 간섭받지 않는 나만의 공간이나 정보를 뜻해요. 예를 들면 내 몸에 대한 이야기, 집 주소나 전화번호, 어떤 기분을 느끼고 있는지 같은 것들이지요. 요즘은 SNS처럼 자신을 드러내고 보여 줄 수 있는 공간이 참 많아요. 이곳에서 친구들과 재미있게 소통할 수 있지만, 그만큼 나의 프라이버시가 다른 사람에게도 알려지게 되지요. 그래서 서로의 개인 정보를 소중히 여기고, 안전하게 보호하기 위해 노력해야 한답니다.

GPT나 AI를 활용할 때도 타인의 정보, 사진 사용 등에 대해 반드시 동의를 구해야 합니다.

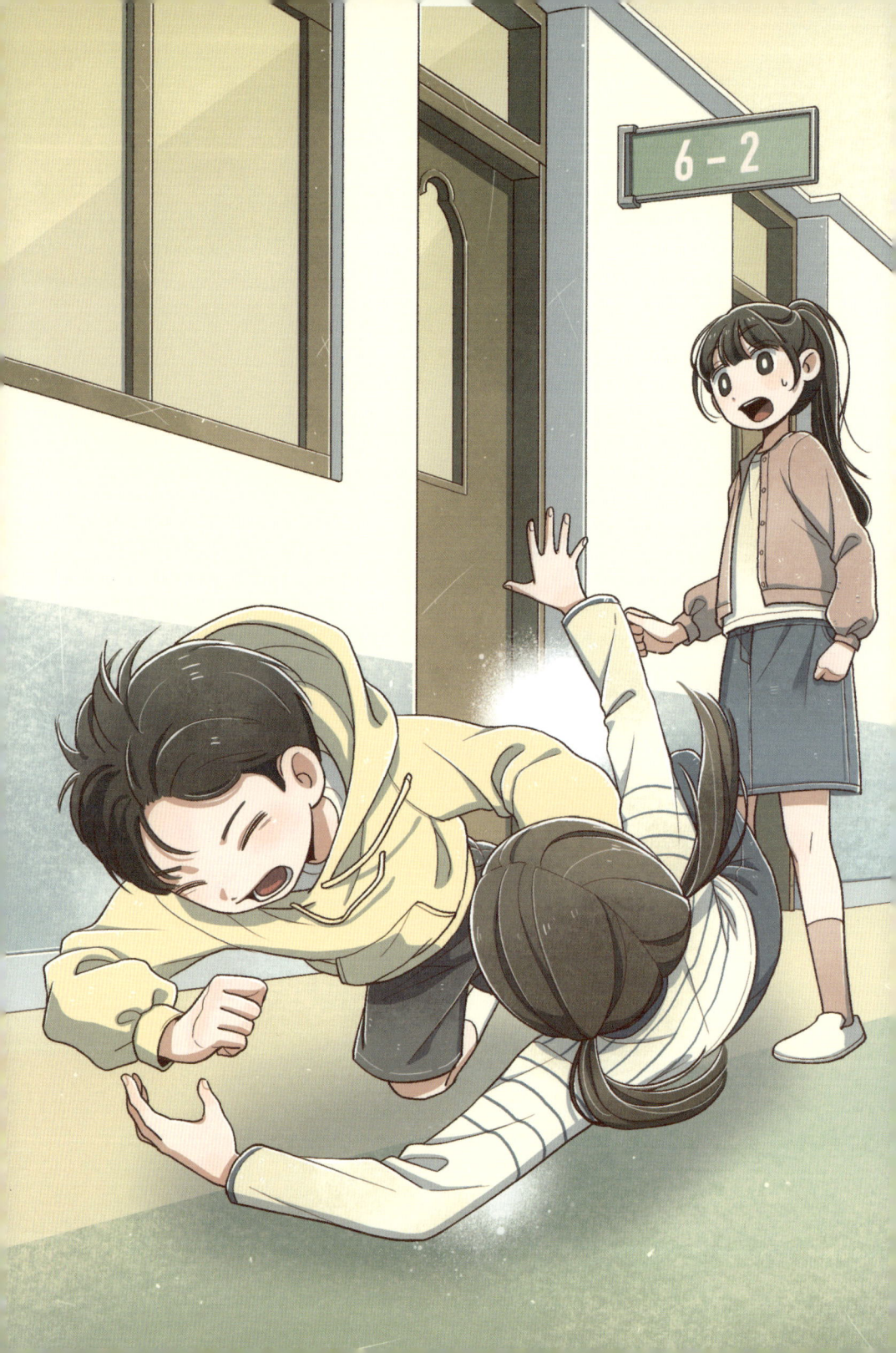

21 실수로 부딪혔는데 성추행범이 되었어요

쉬는 시간에 화장실에 가다가 다른 반 여자아이랑 부딪혀서 넘어졌어요. 그때 본의 아니게 친구의 몸에 손이 닿았어요. 그런데 그 친구가 저에게 버럭 화를 내더니 성추행을 했다고 몰아세웠어요. 저는 그럴 의도가 전혀 없었는데……. 정말 억울해요!

성추행   성희롱   예방과 대처

솔직하고 차분하게 진심을 전하세요

학교에서 쉬는 시간이나 체육 시간에 실수로 친구와 부딪치는 일이 종종 있지요. 그런데 친구가 오해를 해서 "너 일부러 그런 거지? 날 은근슬쩍 만지려고 했잖아!"라고 몰아세운다면, 정말 당황스럽고 억울할 거예요. 이럴 땐 어떻게 하면 좋을까요?

먼저 침착하게 있는 그대로 사실을 이야기해야 해요. 화내거나 소리를 지르면 오히려 상황이 더 복잡해질 수 있어요. 차분하고 침착하되, 당당하게 이야기하는 게 가장 좋아요. 예를 들면 이렇게 말하는 거지요.

"미안해! 일부러 그런 게 아니야."

"나도 너랑 갑자기 부딪혀서 놀랐어. 혹시 어디 다친 데는 없어?"

"충분히 오해할 수 있다고 생각해. 하지만 나는 그럴 의도가 전혀 없었어."

이렇게 솔직하게 설명하면 친구도 감정을 가라앉히고 이야기를 들어줄 확률이 높아요. 하지만 그럼에도 친구의 오

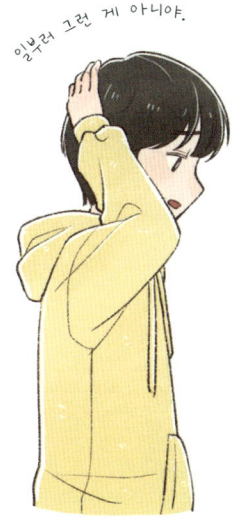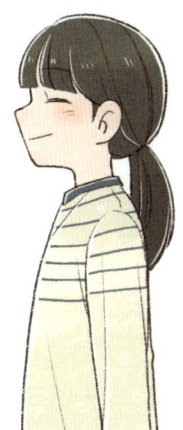

해가 풀리지 않을 수 있어요. 여러분도 충분히 억울하겠지만 그런 나의 마음을 먼저 앞세우기보다는, 많이 놀라고 불쾌했을 친구의 감정을 좀 더 이해하려고 노력할 필요가 있어요. 즉, 친구의 감정을 존중하고 공감하는 태도가 정말 중요하답니다.

  만약 아무리 설명해도 오해가 풀리지 않는다면, 선생님께 도움을 요청하는 것도 좋은 방법이에요. 선생님은 친구들 간의 오해를 풀 수 있도록 도와주실 거예요.

원하지 않는 접촉은 불쾌할 수 있어요

남자아이들끼리는 어깨를 만지고 등을 밀어도 친밀감의 표시이거나 장난으로 웃어넘기는 경우가 많아요. 그런데 여자아이들에게 이런 행동을 하면 똑같은 상황이어도 성추행, 성희롱으로 느껴질 수 있어요. 그래서 어떤 친구들은 "남자들만 행동에 제약을 받는 것 같아 불공평하고 여자아이들이 예민한 것 같다."고 불만을 터뜨리기도 해요.

그런데 사실 이런 일은 여자아이들한테만 해당되는 건 아니에요. 남자아이들 중에도 서로의 몸이 필요 이상으로 닿거나 과하게 장난을 걸어 오면 불편을 느끼고 상처를 받

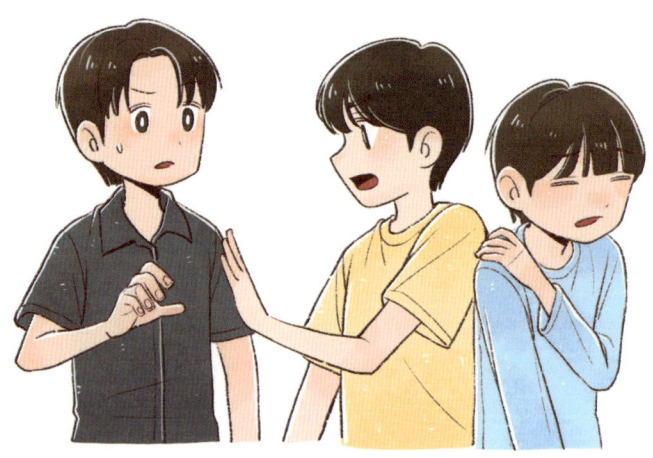

나답게 멋지게! 사춘기 가이드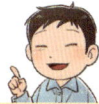

불편한 장난, 멈추고 도와주기

+ 친구가 싫어하는 장난이나 놀이는 당장 멈추세요. 그건 장난이 아니라 괴롭힘이에요.
+ 친구가 불편해하거나 얼굴을 찌푸리면 "괜찮아?" 하고 물어보세요. 친구의 기분을 알아 주는 것만으로도 큰 힘을 줄 수 있어요.
+ 선생님이나 부모님께 친구가 힘들어 한다고 알리세요. 또는 할 수 있다면 다른 친구들과 함께 힘을 모아 도와주세요.

는 사람이 있어요. 그러니까 남녀 상관없이, 상대방이 불편해하거나 싫어하는 행동을 하지 말아야 해요.

특히 성적 행동이나 성기를 만지는 행동은 더욱 주의해야 해요. 상대방에게 고통스러운 상처를 남기거든요. 이런 행동은 당연히 성추행, 성희롱의 문제이자 심각한 '폭력'이에요. 상대방의 입장을 존중하고 공감하면서 자신의 행동에 대해 반드시 진심 어린 사과를 해야 해요.

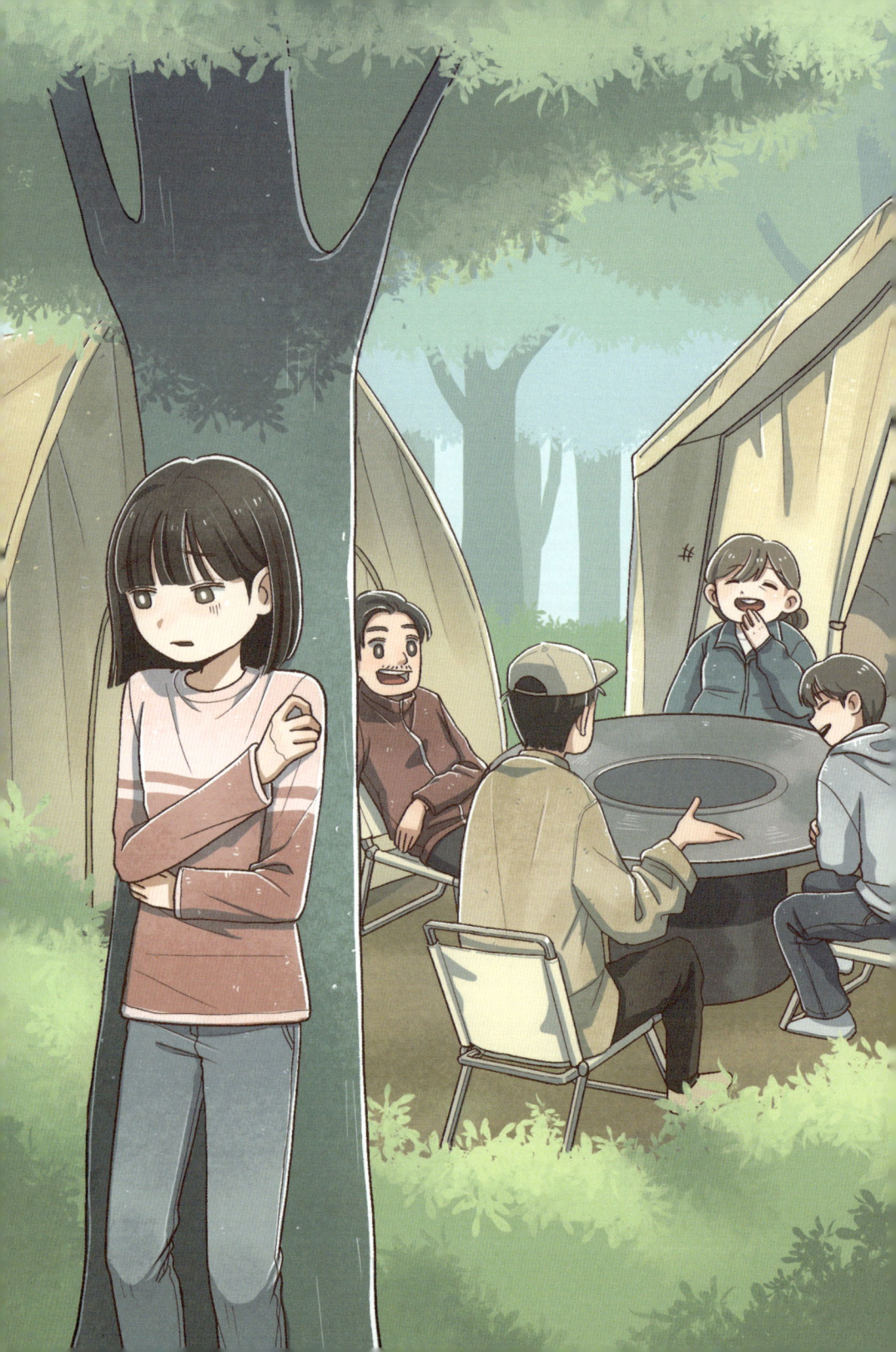

22 친척 오빠가 나를 만졌어요

가족, 친척들과 함께 캠핑을 갔어요. 그런데 친척 오빠가 텐트 안에서 어른들 몰래 가슴이랑 엉덩이를 만졌어요. 너무 충격을 받아서 순간 아무 말도 못했어요. 그 뒤로 남자가 가까이 오면 온몸에서 땀이 나고 긴장돼요. 내가 왜 이런 일을 당했는지 화나고 슬퍼요.

성폭력 성폭행 예방과 대처

✨ 여러분의 잘못이 아니에요

　성폭력을 당한 사람은 대부분 자신의 아픈 이야기를 꺼내는 걸 어려워해요. 특히 가족이나 가까운 사람에게 그런 일을 당하면, 더더욱 말하기 힘들고 몹시 혼란스러워하지요. 가해자는 바로 이 점을 이용해 자신의 잘못을 감추려 하는 경우가 많아요.

　여기서 분명히 할 것이 있어요. 이건 절대로 피해자의 잘못이 아니에요. 잘못한 사람은 가해자이고, 가해자는 반드시 피해자에게 사과하고 마땅한 벌을 받아야 해요.

　그래서는 안 되지만, 혹시 힘든 일을 겪게 된다면 혼자서 마음속에 담아 두지 말고 여러분을 아끼고 사랑하는 어른들에게 솔직하게 털어 놓으세요. 분명 함께 마음 아파하며 최선을 다해 도와주실 거예요. 우선 가해자와

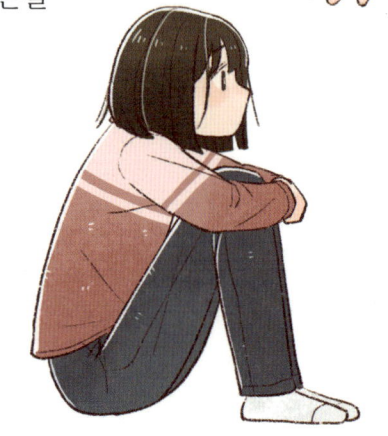

분리되어야 하고, 반드시 사과를 받아야 하며, 몸과 마음이 회복될 수 있도록 보호와 도움을 받아야 해요. 그리고 피해 사실을 알리는 것으로 아팠던 마음도 조금씩 나아질 수 있어요. 물론 상처가 금방 사라지지 않겠지만, 스스로를 아끼고 소중히 여기는 마음을 잃지 않는다면 여전히 변함없이 멋지고 건강한 삶의 주인공이 될 수 있어요.

사소한 행동이라도 성폭력이 될 수 있어요

성폭력이 정확히 어떤 행동인지 잘 모르는 친구들이 생각보다 많아요. 성폭력은 여러분이 생각하는 것보다 훨씬 넓은 뜻을 가지고 있어요. '몸'으로 불쾌감을 주는 것 외에 '말'로도 성폭력이 일어날 수 있답니다. 예를 들면 다음과 같은 행동들이에요.

+ **허락 없이 상대방의 몸을 만지는 행동**
+ **장난이라면서 몸에 일부러 스치는 행동**

✦ 단톡방에서 외모를 평가하고 놀리는 행동
✦ SNS 메시지로 성적 수치심을 주는 행동

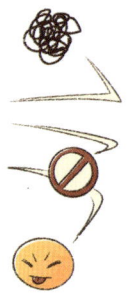

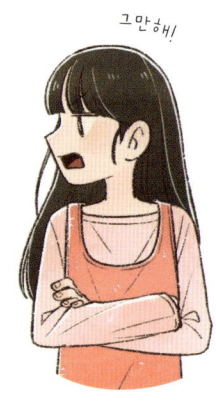

이처럼 상대방의 기분을 상하게 만드는 모든 말과 행동이 성폭력이 될 수 있어요. 혹시 누군가 원치 않는 행동이나 말을 계속해서 여러분을 힘들게 한다면, "그만해!" 하고 분명하게 말해야 해요.

나의 감정과 불편한 마음을 표현하는 건 당연하고 중요한 일이에요. 하지만 그 말을 꺼내기가 무서울 수 있어요. 당황해서 머릿속이 하얘질 수도 있고요. 그렇더라도 용기를 내지 못한 자신을 절대 탓하지 마세요. 그건 절대 여러분의 잘못이 아니에요. 성적인 상처는 아프지만 시간이 지나면서 조금씩 회복되고 나아질 수 있어요. 그리고 여러분의 '성'은 여전히 소중하고, 아름답게 빛을 내며 성장할 거예요. 그 성장을 진심으로 응원해요.

> **나답게 멋지게! 사춘기 가이드**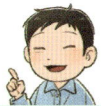

성폭력이나 성적 학대를 당했다면 너무 놀라고 무섭겠지만, 자신을 지키기 위해 꼭 해야 할 일들이 있어요. 아래의 내용을 잘 기억해 두세요.

- **가능한 빨리, 안전한 곳으로 이동하세요**
  무섭고 불안하다면 믿을 수 있는 어른에게 알리고 도움을 청하세요.

- **바로 씻거나 옷을 갈아입지 마세요**
  힘들고 불편하겠지만 경찰이나 병원에서 증거를 찾는 데 도움이 돼요.

- **병원에서 필요한 치료를 꼭 받으세요**
  다친 곳은 없는지 살펴보고, '성폭력 검사 키트'를 통해 증거를 모으세요.

- **경찰에 신고하세요**
  경찰에 가능한 빨리 신고하는 것이 정말 중요해요.

- **마음도 치료가 필요해요**
  속상한 마음과 불안한 기분이 계속될 수 있어요. 심리 상담 선생님이나 전문 기관의 도움을 꼭 받으세요. 여러분의 마음을 따뜻하게 돌봐 줄 거예요.

✦ **추천사**

《나는 멋지게 자라고 있어》는 사춘기에 접어든 아이들을 위한 따뜻하고 친절한 성교육 안내서입니다. 외모에만 집중하기 쉬운 사춘기 시기에, 이 책은 겉모습뿐만 아니라 내면의 성장과 자존감, 그리고 스스로를 돌보는 방법의 중요성을 강조합니다.

사춘기 아이들은 이차 성징으로 인한 신체적 변화에 적응해야 하며, 이 과정에서 친구들과 자신을 비교하면서 위축되거나 때로는 친구를 놀리기도 합니다. 이 책은 아이들이 그러한 변화 속에서도 '나는 건강하게 잘 자라고 있다.'는 믿음을 갖도록 도와주며, 성장 속도나 성별이 다른 친구들에게도 예의와 배려, 존중의 마음으로 대하는 태도를 기를 수 있도록 이끕니다.

'우연히 야동을 봤어요', '여자 친구랑 뽀뽀하고 싶어요', '선생님이 여자만 배려해요' 등 책에서 다루는 내용은 아이들이 실제로 경험하고 고민하는 생생한 질문들입니다. 이 책을 통해 평소에 궁금했지만 차마 누구에게도 묻지 못했던 질문들에 대해 솔직하고 따뜻한 답을 얻을 수 있을 것입니다.

또한 각 글마다 나오는 '나답게 멋지게! 사춘기 가이드'는 앞서 다룬 내용을 정리·요약하거나 함께 알아 두면 좋은 정보를 제공합니다. 이를 통해 아이들이 새롭게 배운 내용을 자연스럽게 내면화하도록 돕습니다.

  몸과 마음이 급변하는 사춘기, 내 몸의 변화가 궁금하고 디지털 환경 속에서 스스로를 지키고 싶은 모든 어린이·청소년에게 이 책을 자신 있게 추천합니다.

조혜린
(산현초등학교 교사, 《현직 교사가 알려주는 자녀 성교육 안내서, 찬성》 저자)

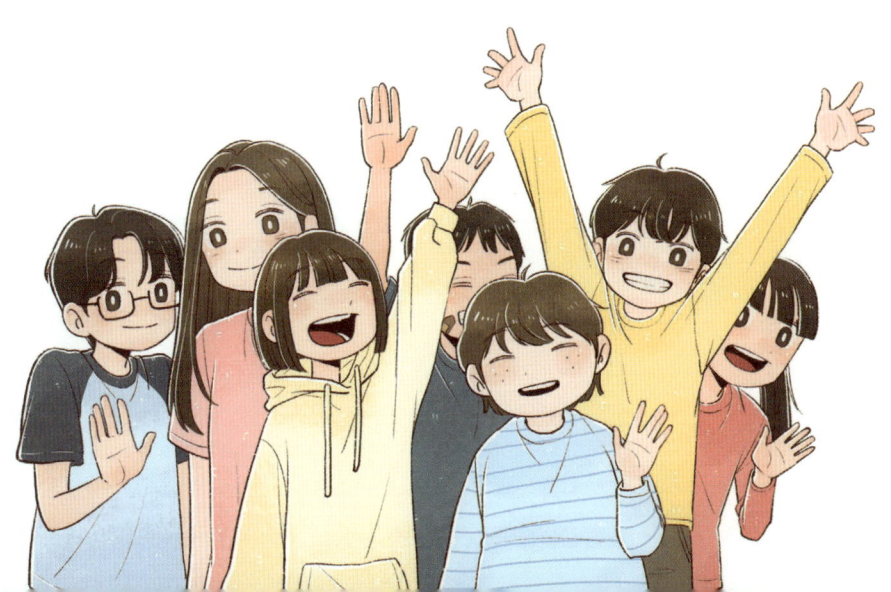

✦ 추천사

산부인과에서는 십 대 청소년이 무월경으로 내원하여 임신 진단을 받는 경우가 많습니다. 축복받아야 할 임신이지만 아무 준비가 되어 있지 않으면 불행으로 이어질 수밖에 없습니다. 이러한 십 대 미혼모의 비율이 점점 늘어나는 이유는 왜일까요? 우리 아이들이 자신의 몸과 성에 대해 정확히 모르는 상태에서 유해한 디지털 정보에 무분별하게 노출되었기 때문입니다. 그래서 충분한 성교육을 통해 이차 성징에 대해 정확히 알려 주고, 수많은 미디어 정보를 잘 분별할 수 있도록 이끌어 줄 필요가 있습니다.

《나는 멋지게 자라고 있어》는 모든 아이들이 한 번씩 해 봤을 고민과 이러한 상황에 마주했을 때 현명하게 생각하고 행동할 수 있도록 돕는 해답을 제시하고 있습니다. 수학 문제를 잘 푸는 것보다 이러한 상황들에 잘 대처하는 것이 더 중요하고 현명한 일 아닐까요? 유해한 성 정보가 넘쳐 나는 디지털 시대 속 우리 아이들에게 현실적이고 따뜻한 조언을 건네는 이 책을 성교육 지침서로 적극 추천합니다.

권현영
(의학박사, 산부인과 전문의)

✦ 도움이 되는 기관

- ✦ 청소년1388   1388.go.kr
- ✦ 해바라기아동센터   child1375.or.kr
- ✦ 십대여성인권센터   teen-up.com
- ✦ 디지털성폭력피해자지원센터   d4u.stop.or.kr
- ✦ 푸른아우성   aoosung.com
- ✦ 푸른아우성 채팅 상담실   pf.kakao.com/_JHrDxj/chat

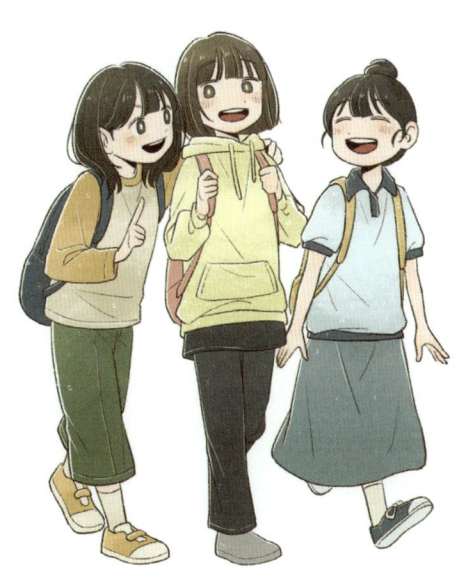